# Consejos  Sobrevivientes del Cáncer de Mama... Navegando por los Efectos Emocionales del Cáncer de Mama

Phyllis Mikolaitis Y Peggie D. Sherry

# Tabla de Contenido

# Dedicatoria

## Phyllis Mikolaitis

Quiero agradecer y honrar a mis padres George y Gertrude Hettenbach, quienes nos criaron a mi hermano y a mí con una gran pasión por el aprendizaje, gratitud por lo que nos da la vida y dedicación para retribuir. Aprecio profundamente que mi madre me insistiera para escribir este libro y compartir lo que he aprendido con otras personas que se enfrentan a los mismos retos de la vida.

A mis hijos Wendy Sloan, Linda Garufi, Christopher Shigas y a mis nietos Megan Endebrock, Christopher Sloan y Haley, Jacob, Cameron y Caroline Shigas. Estoy muy bendecida de tenerlos en mi vida, me traen una alegría inmensa.

Dedico humildemente este libro a las increíbles personas que he conocido y con las que he compartido experiencias por el cáncer. Gracias por compartir sus historias y permitirme incluir el conocimiento que adquirimos a través de la escuela de golpes fuertes de la vida. Espero de todo corazón que le traiga esperanza y ayuda a los lectores.

## Peggie D. Sherry

Primero, quiero agradecer a mis padres Cynthia y John Drolshagen, quienes me inculcaron el valor de la familia, el trabajo duro y el compromiso de retribuir.

A Sue Drolshagen Fowler y Glenwood Sherry, que nos dejaron antes de tiempo. Adiós mariposa, hasta luego, caimán. A mis hijos, J. Christopher y Isabella Sherry— ¡Yo los amo más! — A *"Las hermanas"* Mardie Drolshagen, Maryann DeCastro, Cyn Plunkett y los hombres que las aman, Lourenco De Castro y Charlie Plunket. Nadie me hace reír tanto como *"Las hermanas"*.

Este libro está dedicado de todo corazón y afecto a todos los increíbles guerreros que he conocido y a los que no, y a los que aún continúan luchando contra el cáncer; ¡Ustedes son los *Rostros de Valentía!*

# A Todos los Sobrevivientes de Cáncer, Les Deseo SISU

SISU—Sustantivo

Sisu es un concepto finlandés único. Representa la filosofía de que lo que se debe hacer se hará, independientemente de lo que se necesite para lograrlo. Sisu es una fuerza especial y una determinación persistente y el propósito para continuar y superar el momento de adversidad... una cualidad casi mágica, una combinación de resistencia, perseverancia, coraje y determinación que se reserva para tiempos difíciles.

# Faces of Courage

En nombre de los sobrevivientes de cáncer y sus familias que se han beneficiado de los servicios gratuitos brindados por Faces of Courage, nos gustaría agradecer a dos personas que han tenido el mayor impacto en el éxito de esta organización: la Sra. Libbie F. Gerry, la Fundación Gerry-Corbett y el Sr. Skip Glass, TransWorld Diversified Services. Ustedes han sido los socios silenciosos que vieron la necesidad de ayudar a aquellos que están luchando por sus vidas, y no podemos agradecerles lo suficiente.

A más de 1.600 voluntarios, algunos de los cuales han estado con nosotros desde el principio, estamos más que agradecidos por su amoroso apoyo. Ninguno de estos programas podría haber existido sin sus innumerables horas de trabajo duro, dedicación y atención a los detalles. Los amamos y les agradecemos con todo el corazón.

# Bodies of Courage Fotos de Portada – Los Sobrevivientes como Arte

Miles de mujeres son diagnosticadas con cáncer de mama cada día. Para honrar a las sobrevivientes y darle esperanza a los que padecen la enfermedad, la artista visionaria Lisa Scholder creó la Colección Bodies of Courage que está compuesta por hermosas obras de arte. Todas las modelos son sobrevivientes de cáncer de mama que prestaron sus cuerpos como el lienzo para el arte de Scholder.

Cada modelo está hermosamente pintada con un diseño inspirador que no solo reluce en belleza, sino que retrata la valentía que estas mujeres tuvieron en su lucha contra el cáncer de mama. Demuestran que es posible sobrevivir al cáncer de mama y lo hermoso que es el cuerpo humano.

Cada modelo tiene una increíble historia que contar. Hay historias de conmoción, incredulidad, miedo, cirugías desfigurantes, tratamientos médicos duros y tiempos prolongados de recuperación. Todas sus experiencias han ido por caminos distintos, pero lo que las une es su gran valentía y determinación para vencer al cáncer de mama... algunas más de una vez.

En 2010, Lisa Scholder se acercó a Peggie Sherry, la directora ejecutiva de Faces of Courage Cancer Camps, para comenzar un proyecto de arte colaborativo con las sobrevivientes de Faces of Courage Adult Women. Ni Lisa ni Peggie sabían que este proyecto duraría 11 años y continuaría hasta el presente. Cincuenta y cinco mujeres han sido pintadas desde entonces.

*"Estas mujeres han soportado mucho, y lo mejor es su determinación y actitud. Pueden contar su historia con su cuerpo a través de esta obra de arte y mostrar lo hermosas que son realmente. Este es un pequeño proyecto de arte al que le salió alas y comenzó a volar. Cada modelo pasa entre 6 y 10 horas siendo pintada y fotografiada. Como resultado de esta experiencia, es un día que transforma mucho más que sus cuerpos. Su valentía destaca a través de cada foto",* dice Peggie D. Sherry, quien sobrevivió al cáncer de mama en dos ocasiones.

Jim Webb de *The Webb Works* grabó en video el proceso y entrevistó a varias de las modelos. Puedes ver un video de siete minutos de la sesión fotográfica de Bodies of Courage en YouTube: youtube.com/watch?v=Wgl0xi59164

Puedes encontrar más información sobre la artista de portada Lisa Scholder en su página de Facebook: facebook.com/bodypaintedcancersurvivors

La modelo en la portada es la sobreviviente de cáncer Coleen C. La modelo en la contraportada es la sobreviviente de cáncer Cassandra P. L.

# Sobre las Autoras

Las autoras están dedicadas a la Fundación Faces of Courage y su trabajo. Por lo que todas las ganancias de la venta de este libro serán donadas a la organización. Agradecemos tu compra, ya que nos permite continuar nuestro trabajo con pacientes con cáncer.

## Phyllis Mikolaitis

*Miembro de la Junta de la Fundación Faces of Courage y Presidenta de Sales Training Solutions*

La residente de Media, Pensilvania, Phyllis Mikolaitis, sobrevivió cuatro veces al cáncer. Es una oradora elocuente y compasiva que impacta inmediatamente a la audiencia. Su energía y autenticidad conmueven a los oyentes al compartir la gran historia de su lucha con varios tipos de cáncer. Al comunicarse con un estilo conversacional y optimista, anima a los pacientes a planificar y tomar el control de su vida. Las herramientas y la guía que brinda ayudan a los pacientes a descubrir la valentía, la claridad y la confianza que necesitan para enfrentar los desafíos de la lucha contra el cáncer. Phyllis ofrece un enfoque integral para sanar y desarrollar mente, cuerpo y espíritu.

Desde el primer diagnóstico Phyllis ha dado consuelo, apoyo e información a otras personas que enfrentan el terrible diagnóstico.

Ha hablado con grupos como la *Asociación Nacional de Mujeres Profesionales* y *Gilda's Club*. Además, Phyllis ha usado su experiencia y conocimientos comerciales para desarrollar un enfoque integrado para sanar la mente, el cuerpo y el espíritu. Las historias que recolectó y las estrategias que creó tienen la intención de cambiar tu perspectiva sobre la situación, ya que proporcionan esperanza e inspiración, no solo para sobrevivir sino también para triunfar en la vida después del cáncer.

Phyllis no solo es una oradora motivacional para grupos de apoyo para los diagnosticados, sino que también es la fundadora y presidenta de Sales Training Solutions con sede en Media, Pensilvania. Phyllis tiene más de treinta y cinco años de experiencia global desarrollando sus habilidades en ventas, liderazgo y comunicaciones. Es coautora del libro *Gestión de Proyectos de Eventos Corporativos,* publicado por John Wiley & Sons, Inc., Nueva York, NY. El libro es material didáctico para varias universidades internacionales, incluida la Universidad George Washington, donde fué una constante oradora invitada durante veintiún años.

Antes de establecer su propio negocio, Phyllis trabajó con Xerox Corporation, donde recibió numerosos premios, incluidas dos veces el prestigioso premio Xerox Vice President's Award for

Excellence. Además, ha recibido el premio New Media Invision Gold Award por su formación multimedia innovadora.

Phyllis se dedica al servicio comunitario y ha recibido los honores de la Asociación de Bomberos de Filadelfia por el programa Save-A-Life, el cual fundó con su difunto hermano, George Hettenbach, gerente de seguridad del paciente en el Hospital de la Universidad de Pensilvania. Además, es miembro de la junta de Faces of Courage y permanece activa en proyectos comunitarios locales.

## Peggie D. Sherry

*Directora Ejecutiva/Fundadora de la Fundación Faces of Courage*

Procedente de Palm Beach, Florida, Peggie D. Sherry ha vivido en el área de Tampa Bay desde 1975. Su primera carrera fué como banquera en el negocio familiar por dieciocho años. Al dejar la banca, se convirtió en Productora/Editora de Televisión Independiente de PBS, ganando tres premios Telly. Más tarde, en 1999, comenzó su trabajo con pacientes con cáncer. La Sra. Sherry fundó la Fundación Faces of Courage en enero de 2004 con la herencia que le dejaron sus padres.

Sherry ha trabajado (desde 2005) en numerosos comités y becas de investigación en el H. Lee Moffitt Cancer Center y la

Universidad del Sur de Florida y tiene varios manuscritos y resúmenes publicados. Ha sido miembro de la Junta Directiva Externa del NCI en H. Lee Moffitt Cancer Center desde 2019. Además, ha sido revisora de becas para el Departamento de Defensa, Susan G. Komen y la Fundación para la Educación de Hillsborough.

Ha sido honrada con muchos premios, entre los que destacan: Defensora del Año de la Revista Breast Cancer Wellness; Premio Voices of Health de la Fundación Aetna; Premio Nación de Vecinos de Royal Neighbors Insurance Company; Sobreviviente Distinguida de Cáncer de Mama del Equipo de Fútbol Americano de Tampa Bay Buccaneers; Ganadora del Gran Premio el Concurso Internacional "Every Mom's a Hero" de eBay; Homenaje de la NASA para los Sobrevivientes de Cáncer de Mama; Campeona Nacional de Yoplait Yogurt; Premio al Buen Vecino de la Cruz Roja Estadounidense; Premio de Divulgación de la Salud de la Mujer de WEDU (PBS TV); Premio al Servicio Comunitario de Daughters of the American Revolution del Estado de Florida; y FOX News Hometown Hero, entre otros.

El servicio comunitario siempre ha sido una pasión para Sherry. Es fundadora de la Gasparilla Krewe de Agustina de Aragon (fundada en 1997), del Fondo de Becas Krewe of Agustina (1998) y de la Fundación KOA Full Heart (2020). Es miembro de

Daughters of the American Revolution desde 1974, se ha desempeñado como Directora y Presidenta a nivel local, estatal y nacional. También participa activamente en el cabildo de Hijas de los Colonos Estadounidenses como directora y presidenta del cabildo desde hace mucho tiempo. Además, la Sra. Sherry se ha desempeñado durante dieciocho años como Miembro de la Junta Directiva de Rotary's Camp FL, Miembro de la Junta Ejecutiva Colaborativa de Subvenciones del Condado de Hillsborough desde 2008 y como Miembro de la Junta Directiva de la Fundación Beth Waters Friendship desde 2006, junto con otros cargos en la junta directiva de organizaciones sin fines de lucro.

Como portavoz, oradora motivacional, autora y defensora, la Sra. Sherry ha aparecido/citado en NBC Dateline, Boston Globe, USA Today, Washington Post, Miami Herald, especiales de PBS, Huffington Post, Heal Magazine, DuPont Registry Magazine, In the Field, Breast Cancer Wellness Magazine (foto de portada/historia), Healthy Cells Magazine (foto de portada/historia); junto con más de 100 entrevistas locales de TV/Radio/Medios impresos.

# Sobre Faces of Courage

Faces of Courage Foundation, Inc. es una organización sin fines de lucro, de apoyo para pacientes con cáncer 501(c)(3) reconocida a nivel nacional, dedicada a brindar sin cargos, programas que enfatizan la educación práctica, estrategias para afrontar la vida y una mejor autoestima a través de excursiones y campamentos atractivos y recreativos, incluidos programas culturalmente relevantes para las minorías, que fomentan un sentido de "comunidad" en lugar del aislamiento, con el objetivo principal de ayudar al paciente con cáncer a navegar a través del proceso de tratamiento y prosperar como sobreviviente.

Faces of Courage ofrece paseos de un solo día, talleres educativos, programación virtual y campamentos nocturnos, supervisados por un médico, para adultos y niños a partir de los dos años de edad con todo tipo de cáncer.

Es la primera organización del país en diseñar un campamento de fin de semana para mujeres, para sobrevivientes de cáncer de minorías y es considerada líder en educación y acercamiento a las minorías.

Faces of Courage tiene su sede en Tampa, Florida, pero atrae a sobrevivientes de cáncer de todo Estados Unidos y países vecinos.

# Introducción

Las únicas palabras más aterradoras que "usted tiene cáncer" serían "su hijo tiene cáncer". Una vez hayas escuchado esas palabras, tu mundo cambiará para siempre. Nunca serás la persona que eras antes del diagnóstico. Desafortunadamente, nadie está preparado para lo que viene a continuación. No hay clases como las que tienen para el embarazo y los médicos no tienen tiempo para guiarte a través del lado emocional del cáncer."

Los médicos generalmente dan el diagnóstico y recomiendan el tratamiento, pero ignoran o restan importancia a las emociones que sientes cuando escuchas el diagnóstico y experimentas los efectos secundarios del tratamiento. Desafortunadamente, esta área también ha sido ignorada en los medios, libros, revistas y sitios web. Sin embargo, el lado emocional del cáncer tiene un impacto significativo en tu experiencia, mentalidad y recuperación. Inspirándonos en nuestro propio viaje emocional y las lecciones aprendidas a lo largo del camino, compartimos conocimientos para ayudarte a evitar obstáculos y tomar medidas para triunfar después del cáncer.

Ambas somos sobrevivientes de varias peleas contra el cáncer. Desde 1999 hemos trabajado con más de 12.000 pacientes en diversas etapas de su trayectoria. A lo largo de los años, descubrimos que el cáncer de mama no es igual para todos, sino diferente para cada paciente. Por tanto, nuestro libro no es una narración continua, está estructurado en capítulos para que puedas elegir los temas que te interesan y puedas leerlos cuando lo necesites. Incluye los temas que se discuten con mayor frecuencia en nuestras interacciones personales y en los campamentos de cáncer de Faces of Courage. Lo hemos escrito en un lenguaje cotidiano, proporcionando ejemplos de la vida real de nuestras historias, de los campistas y otros pacientes. Su objetivo es responder las preguntas que no sabes o tienes miedo de hacer.

Nuestro libro también incluye sugerencias y consejos para manejar las emociones, los efectos secundarios y las actividades diarias durante el tratamiento, así como los impactos a largo plazo. Otros supervivientes y nosotras mismas hemos descubierto que la experiencia te cambia para siempre. Aun así, la vida después del tratamiento permanece inexplorada. Usando el capítulo final sobre el "rastreo del tesoro" como guía, puedes crear un plan para el próximo capítulo de tu vida. Te ayudará a descubrir nuevas oportunidades y a convertirte en tu mejor versión.

No somos médicos y no proporcionamos descripciones médicas de las diversas cirugías o de los más de cien tipos de quimioterapia, ya que han sido abarcados en otros libros y sitios web. Por lo tanto, el apéndice contiene fuentes para leer más sobre esas áreas y encontrar ayuda con las finanzas y otros temas de interés. Esperamos que nuestro libro te sirva de inspiración y suavice tu trayecto.

Para evitar la redundancia, enlistamos algunas de las acciones que te ayudarán a lidiar con los síntomas y los impactos a largo plazo. Estas acciones son comunes a muchos de los efectos y las pautas para un estilo de vida saludable y tu bienestar general:

- Consume tres comidas saludables y bien balanceadas al día. Asegurándote de incluir muchas verduras frescas y al menos cuatro onzas de proteína.
- Mantente bien hidratada. Bebe al menos un litro y medio de agua todos los días.
- Haz ejercicio, aunque sea leve o moderado. Por ejemplo, un agradable paseo al aire libre mejorará tu ánimo, además de desarrollar músculos y huesos sanos.
- Duerme al menos ocho horas cada noche. Toma una siesta si te sientes cansada.
- Evita el alcohol, el tabaco y la cafeína, ya que pueden provocar otros problemas de salud y empeorar tus síntomas.
- Si tienes preguntas o inquietudes, llama al consultorio de tu médico.

# Primera Sección
## Me Diagnosticaron con Cáncer, ¿Ahora Qué?

# Capítulo 1: Qué Hacer Cuando Escuchas las Palabras *"Tienes Cáncer"*

Si eres como la mayoría de las personas, tu mundo se pone patas arriba cuando te diagnostican cáncer por primera vez. Tal vez te tome unos días asimilarlo, pero cuando lo hagas, es posible que te sientas deprimido o desesperado. Anímate, ya que más y más personas sobreviven, incluso aquellas con cáncer en etapa 4. Nosotras hemos sobrevivido a muchas batallas contra el cáncer. Nuestra mayor esperanza es que este libro te de consuelo y sepas que no estás sola. Puedes encargarte de la situación y tomar medidas que nos hayan ayudado a nosotras y a otros a ganar la guerra.

Llora. Está bien sacarlo. Obviamente es mucho para procesar y llorar te permite liberar lo que sientes. Las personas expresan sus miedos y ansiedad de diferentes formas. El cáncer pasa factura tanto por dentro como por fuera. Poner una cara valiente no comunica cuán desafiante es el cáncer. Cuando termines de llorar, haz lo que nuestro consejero nos dijo que hiciéramos: "Si la vida te da limones, haz limonada". No es fácil, pero lo hemos hecho y nos sentimos mejor.

Ahora te preguntarás ¿cómo comienzo a hacer limonada con los limones que me han dado? Si conoces a alguien que ha tenido cáncer y tiene una actitud positiva, puede ser de mucha ayuda. Muchas veces, amigos o familiares te sugerirán que hables con un sobreviviente de cáncer que conocen. Nunca está de más pedir ayuda.

Una de las realidades más notables pero tristes del cáncer, es que a veces las personas que crees que estarán allí para apoyarte desaparecen y personas totalmente desconocidas se acercan para ayudarte.

Es posible que sientas enojo. El diagnóstico y la idea de perder la mama o ambas mamas es deprimente. Además, tu vida cambiará y tus decisiones tendrán implicaciones para el resto de tu vida. Por lo que necesitas tiempo para recopilar información y considerar tus opciones. Obtienes opiniones de tu cónyuge o pareja, hijos, hermanos y tu mejor amigo. Al final es tu decisión y tendrás que vivir con las decisiones que tomes.

No tengas miedo de obtener una segunda opinión. El segundo equipo puede darte una perspectiva completamente diferente. Además, el médico y la institución asociada pueden participar en nuevos tratamientos que tal vez quieras considerar.

¿Qué opciones tienes? Esto depende del tipo de cáncer, la etapa, el médico y las instalaciones que escojas. Las opciones también incluyen un impacto emocional, primero, claro que quieres salvar tu vida. Pero el tratamiento para alcanzar ese objetivo puede implicar la pérdida de uno o ambos senos. Esa pérdida puede afectar cómo te sientes sobre tu sexualidad, feminidad, confianza y muchas otras emociones. Otras opciones pueden incluir una tumorectomía para conservar la mama seguida de radiación. Hasta que se discuten el diagnóstico y el tratamiento, muchas mujeres no se dan cuenta de que eso puede implicar viajes diarios a un centro de radiación, por un período de hasta cuatro a seis semanas. También puede provocar quemaduras en los puntos de entrada y salida de la radiación. Y, por último, puedes tener efectos a largo plazo en el corazón y el sistema cardiovascular, principalmente si la radiación se administra en el lado izquierdo del cuerpo. Los tratamientos más nuevos son más precisos, pero aún existen riesgos.

Algunas escogen la quimioterapia antes o después de una mastectomía o lumpectomía. Otros tratamientos incluyen braquiterapia con balón Mammosite, el cual es un tratamiento para conservar la mama, empleando la inserción de un dispositivo con un globo único en la cavidad quirúrgica para administrar radiación al área afectada. La ventaja de esta opción es la capacidad de administrar radioterapia fraccionada (una dosis no uniforme que permanece dentro de la tolerancia tisular normal para el tejido que rodea el tumor) durante cinco días en comparación con las semanas con la radioterapia tradicional. Además, el nivel de tolerancia del paciente a este proceso es alto. Los informes indican que ha proporcionado un gran alivio de los síntomas graves.

Las instalaciones en más de 30 ciudades importantes, ahora ofrecen radioterapia con haz de protones para el cáncer de mama. La radioterapia tradicional administra rayos X o un haz de fotones al tumor maligno y demás, esto puede dañar las células sanas de la zona y provocar efectos secundarios importantes. La terapia nueva envía un haz de fotones directamente a las células cancerosas, por lo que es menos probable que se dañen las células sanas. Los estudios son limitados por tratarse de una nueva terapia, algunos expertos creen que es más seguro que la radioterapia tradicional. Las pacientes han sido muy positivas sobre el tratamiento, pero es más caro que la radioterapia convencional. Un punto a considerar es que muchas compañías de seguros aún no han aprobado su pago.

Si eliges someterte a una mastectomía individual o doble, tienes otra decisión que tomar. También debes decidir si quieres una reconstrucción o quieres ser una *flattie*. Si eliges la reconstrucción, se puede realizar simultáneamente con la mastectomía o se puede hacer más tarde. Si tienes cáncer en una sola mama, la reconstrucción de esa mama no coincidirá perfectamente con la mama natural. Si el cáncer ocurre más tarde en el seno opuesto, la reconstrucción no coincidirá idealmente con el primer seno. Ambas optamos por hacernos una mastectomía doble y una reconstrucción al mismo tiempo. El resultado, son senos parejos.

Algunas mujeres optan por no someterse a una reconstrucción. Se llaman a sí mismos *flatties*. No quieren más cirugía y se sienten cómodas con un pecho plano. Los contactos a su grupo y página de Facebook están en la sección de recursos.

Tienes mucho que considerar. Por lo tanto, debes tomarte tiempo para tomar esas decisiones. No permitas que nadie te presione para tomar una decisión que no comprendes o con la que no estás cómoda. Sobre todo, no puedes ser un avestruz y esconder tu cabeza en la arena, tienes que tomar una decisión. Probablemente tengas tiempo para recopilar información, programar tus citas y llegar a una conclusión con la que pueda vivir.

Ocúpate de ver los beneficios incluidos en tu seguro médico, asegúrate de que tu plan cubra a los médicos que selecciones. Consulta los términos de los copagos que requiere tu seguro, además, verifica qué hospitales cubre tu plan. Algunos laboratorios no están incluidos en los planes de beneficios de salud, así que asegúrate de verificar que tu médico envíe tus muestras a un laboratorio que acepte tu seguro.

Hemos tenido experiencias en las que los procedimientos o los médicos que los realizaban no estaban cubiertos por el seguro.

Antes de realizar cualquier procedimiento en el hospital, pregunta si tu seguro lo cubre. Es posible que el hospital participe en tu plan. Pero es posible que la radiografía, la exploración, los análisis de sangre, el anestesiólogo, etc., no estén cubiertos o la persona que realiza la tarea no participe en tu plan.

La quimioterapia es un elemento del plan de tratamiento de muchos pacientes con cáncer. Así que, consulta con tu compañía de seguros qué formas de quimioterapia están cubiertas. ¿Cubren las píldoras de quimioterapia o solo las infusiones? Pregunta si recibir quimioterapia en el consultorio de un médico o en un centro ambulatorio es más caro que recibirla en el hospital. Quizás el seguro solo cubra la quimioterapia en un hospital. Es posible que debas pagar un copago diferente, dependiendo de dónde la recibas.

Haz una cita con el dentista, la quimioterapia afecta directamente el calcio de tu cuerpo. Visita a tu dentista, ya que puede ayudarte a prevenir daños en los dientes, no quieres que se produzcan obstáculos adicionales, solo agregan estrés. Quieres mantener tus dientes y boca sanos, para no tener que hacer una pausa o interrumpir la quimioterapia.

Explora tratamientos y terapias complementarias. Asegúrate de haber explorado una variedad de opciones. Tú y tu médico deben ponerse de acuerdo sobre tu plan de tratamiento, con frecuencia se anuncian nuevas terapias y tratamientos para el cáncer. Asegúrate de que tú y tu equipo los conozcan y exploren las opciones relacionadas con tu cáncer.

Elimina cualquier drama o situación estresante de tu vida. Lo más importante es rodearte de amigos positivos y edificantes. La actitud lo es todo cuando se trata de luchar contra el cáncer.

**Lección:** "No planificar es planificar el fracaso". Es fundamental tener un plan y seguirlo, también debes poder revisar tu plan y hacer ajustes cuando sea necesario. Si has hecho tu tarea, anotaste tu plan y hallazgos en un diario, tendrás menos estrés y una mayor probabilidad de sobrevivir.

# Capítulo 2: No Tengo Tiempo Para el Cáncer

*La Historia de Peggie*

El comienzo de mi viaje comenzó con un chequeo femenino anual regular y una mamografía. No era nada de qué preocuparme, solo la molesta visita al consultorio. Honestamente, lo había postergado por los últimos tres años porque había estado demasiado ocupada con un trabajo muy exigente. Lo curioso de mi trabajo es que organizo salidas de un día y campamentos nocturnos para mujeres y niños afectados por el cáncer. En el campamento, las mujeres me preguntaban: "¿Cuándo fué la última vez que te hiciste una mamografía?".

Mi respuesta fué: "Simplemente no he tenido tiempo, de todos modos, no hay cáncer de mama en mi familia. Estoy en buena forma, di a luz a una edad temprana y amamanté a mis hijos". En mi trabajo te acercas mucho a las familias, no puedes evitarlo cuando estás trabajando con ellos durante los peores días que alguna vez enfrentarán. A menudo entraba a la oficina y encontraba una nota en mi escritorio que decía algo como esto: "Señorita Peggie, llame a Sara. Va a matar a su esposo y quiere que vengas y entierres el cuerpo". Bueno, esa es otra historia completamente distinta. El punto es que después de trabajar con sobrevivientes de cáncer por años, conozco el cáncer muy bien.

Déjame regresar al día de mi visita al consultorio. Antes de irme, el médico que lee las mamografías entró en el consultorio. Dijo que quería que fuera al hospital para hacerme una mamografía de diagnóstico, que es una mamografía más especializada. Dos días después, estaba de nuevo en el hospital y estaba pensando: "No tengo tiempo para esto, ya he perdido suficiente tiempo esta semana en exámenes médicos y tengo que volver a la oficina". En resumen... NO TENGO TIEMPO PARA EL CÁNCER. ¿Pues adivina qué? Tenía cáncer y era un tipo de cáncer de mama que no habría producido un bulto.

Yo era como tantas otras mujeres, aplazamos la mamografía que puede salvarnos la vida. ¿Por qué lo hacemos? Hay varias razones, en mi caso, no pensé que tuviera tiempo. Algunas mujeres lo posponen porque han escuchado que la mamografía es dolorosa. Otras tienen miedo de recibir un diagnóstico de cáncer.

**Lección 1:** Tú y tu vida son importantes. Debes ponerse a ti misma en primer lugar y hacer tiempo para una mamografía. Sí, sentirás algunas molestias con una mamografía, pero es un pequeño sacrificio para salvar tu vida. Por último, no evites el diagnóstico, cuanto antes se diagnostique el cáncer, mayor será tu probabilidad de supervivencia y tener tratamientos menos invasivos.

Aquí hay algunas cosas a considerar: Al momento de escribir este libro, la Sociedad Nacional del Cáncer predice que más de 280.000 mujeres serán diagnosticadas con cáncer de mama. Más de 40.000 mujeres mueren al año por cáncer de mama. Muchas de estas mujeres mueren innecesariamente.

**Lección 2:** La detección temprana es tu mejor chance para obtener mejores resultados. Hoy en día, la mayoría de las mujeres que se hacen mamogramas y reciben un diagnóstico temprano sobreviven. Una manera fácil de recordar hacer la cita para la mamografía es marcarla en tu calendario para tu cumpleaños, no puedes darte un regalo mejor. La conclusión es HAZTE TU MAMOGRAFÍA; PUEDE SALVAR TU VIDA.

# Capítulo 3: Obtén una Segunda Opinión
## *La Historia de Phyllis*

¡Odio la palabra con C! La he escuchado cuatro veces en mi vida y no quiero volver a escucharla nunca más.

Lo recuerdo muy claramente, la primera vez que escuché esa palabra aplicada a mí, tenía solo 44 años y vivía en un suburbio de Atlanta. Tenía un excelente trabajo de gestión con Xerox. Mi segundo esposo y yo habíamos estado casados por solo cuatro años. Tenía tres hijos, uno recién casado, uno en la universidad y otro en la escuela secundaria. Mientras visitaba a mi madre en Pensilvania, me hice un chequeo ginecológico y una mamografía con el médico con quien dí a luz a mis hijas. Dado que mi mamograma mostró un área que requería un examen más detenido, un cirujano realizó una biopsia la semana siguiente. Luego estaba esperando los resultados en la fría sala de examinación, usando una de esas batas que no cubren todo.

No sospeché de ningún problema, ya que la enfermera no invitó a mi esposo a que pasara con nosotras. Por lo que pensé, probablemente no sea nada o solo un quiste, extráiganlo y habré terminado con esto.

Escucho un chasquido, la puerta se abre y el doctor entra, mirando mi expediente mientras camina. Era un hombre bajo y gordito de unos 60 años con una mirada seria. Miró por encima de sus pequeños anteojos para leer con montura metálica colocados a mitad de la nariz. Finalmente, me miró con una actitud seria pero práctica y dijo: "El informe de su biopsia muestra cáncer; ¿Cuándo quiere programar cortarlos? Fué mucho para comprender, especialmente cuando mi esposo todavía estaba sentado en la sala de espera.

Me sorprendió su frialdad, no pareció pensar en cómo me sentía o que tal vez mi esposo debería de entrar con nosotros. Me tomó un momento ordenar mis pensamientos. ¿Cómo le diría a mi marido? Había perdido a su madre por un cáncer abdominal cuando solo tenía siete años, y luego en su primer matrimonio, perdió a su hijo de tres años por el mismo tipo de cáncer. Me preguntaba ¿cómo Steve manejaría esta noticia? ¿cómo lo manejaría mi mamá? ya que había enviudado recientemente. Y mis hijas, ¿tendrían miedo de perderme a mí, que como madre soltera siempre había estado ahí para ellas? ¿temerían heredar el gen?

Respiré profundamente, y la persona que había sido madre soltera durante diez años y gerente corporativa en control se hizo cargo de mi mente y cuerpo. Como una persona preparada para todo, había almorzado con mi amiga Mary Ellen varios días antes de la biopsia. Ella sobrevivió al cáncer de mama y se sometió a una cirugía reconstructiva. En ese momento, había mucha controversia sobre la reconstrucción y los implantes mamarios. Además, todavía había muchos casos relacionados con el VIH y el SIDA asociados a las transfusiones de sangre.

En Xerox, hablé con altos ejecutivos y clientes, mi confianza interior sobre mi apariencia era importante para mí, así que quería una reconstrucción. El primer paso fué preguntar sobre el nivel del cáncer y afortunadamente la etapa era temprana y no invasiva. La siguiente pregunta para el médico fué si coordinaba con un cirujano plástico, como había aprendido de Mary Ellen, debía quedar suficiente piel para construir nuevos senos.

Con esa pregunta, el médico se volvió aún más frío y miró hacia abajo mientras decía: "Deberías de estar agradecida de que te salvaré la vida. Ni siquiera pienses en la reconstrucción en este momento, si no lo consigues, ¿qué importa? Vivirás".

Mis pensamientos se internalizaron. Pensé: "No soy solo un cuerpo que se puede cortar y coser. Soy un espíritu que vive en este cuerpo". Su recomendación no se sentía correcta.

Así que dije: "¡Antes de tomar cualquier decisión, quiero una segunda opinión!".

El médico se puso rojo y me gritó: "Eres muy tonta. ¡Esta es mi opinión profesional sobre su condición médica!" Procedió a escribir en mi expediente con tinta roja. Señaló que el personal no debería tratarme incluso si ocurriera una emergencia después de la cirugía en otro lugar. Finalmente, afirmó que yo era una paciente desobediente porque no seguí su recomendación.

No me desanimé y le dije: "Quiero mi historial médico, por favor".

Mi estrategia fué obtener una segunda opinión basada en la información de mi obstetra/ginecólogo en Pensilvania. Mi plan de respaldo era buscar a los médicos de Mary Ellen en Atlanta. Mientras esperaba mi historial, llamé a mi ginecólogo, fué tan diferente y tan amable. Me habló de un nuevo proceso en Washington D.C. en el que se realizan cirugías reconstructivas y en una sola operación.

Mi esposo y yo fuimos hasta Washington DC, donde me reuní con oncólogos y cirujanos plásticos. El cirujano oncológico quería validar el diagnóstico ya que la cirugía, incluidas la mastectomía y la reconstrucción eran una decisión sumamente importante. Los resultados de una prueba adicional y una muestra de tejido fueron positivos para cáncer no invasivo. Ambos médicos concordaron una mastectomía en lugar de una lumpectomía o quimioterapia.

Decidí que estos eran los médicos adecuados para mi equipo y el plan adecuado para mí. Puede que mi decisión no sea la correcta para ti. Cada quién debe tomar la decisión que crea que es mejor para sí misma.

**Lección:** Busca una segunda opinión, incluso si eliges ir con el médico original, una segunda opinión confirmará el diagnóstico. También te ayudará a decidir y tener confianza que es el mejor plan de acción para ti. El tratamiento del cáncer de mama ha evolucionado a lo largo de los años y existen muchos planes de tratamiento. Quieres asegurarte de que tu equipo esté utilizando la información y tecnología más actualizadas, ya que las tecnologías actuales son menos desfigurantes. Además, muchos de los tratamientos más nuevos se basan en la genética. De nuevo, quieres asegurarte de que el plan y los médicos son los adecuados para ti.

# Capítulo 4: Armar Tu Equipo Para la Batalla

No puedes imaginar lo mucho que no sabes sobre el mundo del cáncer hasta que lo visitas. Tu viaje comienza con tres de las peores palabras que podrás escuchar: "Usted tiene cáncer". La primera reacción de muchas personas es: "¿Me voy a morir?" No es inusual quedarse en blanco y no recordar mucho después de escuchar esas palabras, por eso sugerimos que lleves un segundo par de orejas. Lleva a tu pareja, un miembro de la familia o tu mejor amigo a las citas. Quieres tener notas sobre qué tipo de cáncer enfrentas y en qué etapa se encuentra, también desearás anotar cualquier recomendación y contacto. Ese "otro par de oídos" también puede verse obligado a hacer algunas preguntas que habrías realizado si no estuvieras tan atónita por el diagnóstico.

Entonces, ¿por dónde empiezas?, ¿qué debes de hacer?

Vas a la batalla y necesitarás personas capacitadas y experimentadas en tu equipo, debes escoger a las mejores personas dentro de tu círculo. ¿Por qué esto es importante? Es porque los proveedores pueden facturar por separado del centro de salud y es posible que no estén en tu círculo. Elegir a las personas adecuadas que también están en tu red es fundamental para mantener los costos bajo control. Asegúrate de leer nuestra sección de finanzas antes de programar alguna cita.

¿Quién estará en tu equipo y cómo eliges a las personas adecuadas? Las mismas personas no estarán en tu equipo en todo el trayecto. En su lugar, algunos miembros del equipo estarán en él únicamente mientras realizan una tarea específica. Otros miembros del equipo estarán contigo durante todo el trayecto.

Asegúrate de seleccionar la mejor opción para ti al seleccionar un cirujano, radiólogo, hospital, oncólogo, etc. ¿Te explican las cosas de una manera que las entiendes? ¿te tratan como a un individuo y no como el cáncer de mama en la sala 3? ¿sientes en tu mente y en tus entrañas que van luchar a tu lado? ¿Irán a los límites por ti? Si no es así, "despídelos" y busca a alguien en quien puedas confiar tu vida. Sí, claro que puedes despedirlos. Les pagas, es tu vida y en última instancia tú estás a cargo de ella.

Solo cuando sepas que has formado el mejor equipo que puedas encontrar tendrás la confianza para pelear la batalla de tu vida.

Para elegir el equipo correcto debes hacer una recopilación seria de información, además, debes tomar el mando. Si bien el cirujano u oncólogo médico puede convertirse en el líder de tu equipo médico, aun así, debes de ser tú quien tiene el control. Es tu salud, cuerpo y vida lo que está en juego. No tomes únicamente la recomendación de un amigo o vecino, investiga por tu propia cuenta y toma tu propia decisión. Dependiendo de tu ubicación, deberás decidir si vas a un centro que solo se enfoca en el cáncer, un centro oncológico dentro de un centro médico/hospital importante o un hospital general en tu área. Puedes tener todos tus tratamientos en un solo lugar, por otro lado, puedes realizarte la cirugía en la ubicación principal y otras terapias en las instalaciones locales. Tu ubicación, finanzas y capacidad para viajar pueden influir en tu decisión.

Los centros oncológicos y muchos centros médicos cuentan con equipos de cirujanos oncólogos (cáncer), cirujanos plásticos, anestesiólogos, radiólogos, técnicos de laboratorio y orientadores de pacientes. Este es el mejor de los casos, ya que ellos programarán y coordinarán los tratamientos y la medicación. El equipo se reúne y decide sobre el plan y discute los resultados y las modificaciones a tu estrategia si es necesario, además muchos de estos lugares cuentan con equipos de investigación y están en contacto con grupos en otras instalaciones, como las compañías farmacéuticas. Esta conexión les permite considerar a sus pacientes como posibles candidatos para ensayos clínicos. Los médicos también se benefician de esta manera de abordar en equipo. Los médicos en formación pueden participar u observar el proceso y obtener años de conocimiento en poco tiempo, esto ayuda a futuros pacientes.

No todo el mundo vive cerca de un centro médico importante o de un centro oncológico. Además, no todos tienen el dinero para viajar a una de estas instalaciones, pero eso no significa que no puedas obtener una atención de calidad. Haz tu propia investigación, ya que muchos hospitales rurales tienen acuerdos con centros oncológicos y centros médicos importantes para compartir información y realizar consultas virtuales o reuniones de equipo. Supongamos que tu instalación no tiene un enfoque de equipo. En ese caso, significa que tendrás que estar aún más atento para asegurarte de que los tratamientos se programen en el orden correcto y no se superpongan. También tendrás que asegurarte de que todos los proveedores conozcan tus tratamientos y medicamentos. Además, debes consultar con tu compañía de seguros, la cobertura puede diferir si la quimioterapia se administra en el consultorio de un médico o en un centro para pacientes ambulatorios en lugar de en un hospital.

No dejes que nadie te obligue a hacer nada hasta que entiendas por completo de que están hablando y lo que te pasará. Si no entiendes algo haz más preguntas. Sigue haciendo preguntas hasta que entiendas todo lo que se está discutiendo. Puedes pedirles respuestas a las enfermeras, ellas tienen más tiempo y se sienten cómodas respondiendo preguntas en términos sencillos en lugar de terminología médica. A veces, incluso las mujeres más inteligentes necesitan un segundo par de oídos para escuchar las noticias difíciles. Como sugerimos, lleva a alguien contigo que pueda sentarse en las visitas al consultorio (no se admiten reinas del drama). Tomen notas, obtengan la ortografía correcta del tipo de cáncer de mama que tienes para después investigarlo. Asegúrate de leer la información en libros y en sitios web legítimos. No existen curas rápidas o mágicas para el cáncer, sería bueno, pero seamos realistas, el cáncer es real, es desagradable, es aterrador, pero el cáncer se puede vencer.

Algunas mujeres eligen obtener una segunda opinión para sentirse cómodas con su equipo y su plan. Algunas mujeres obtienen una segunda opinión para confirmar y ayudarlas a aceptar la verdad del primer diagnóstico. Solicitar una segunda opinión no es un insulto al primer médico o equipo. Los proveedores médicos recomiendan no discutir el plan del primer equipo médico, hasta que el segundo equipo presente su plan, ya que te permitirá tener una mente abierta y obtener una imagen clara de cada estrategia y sus terapias. No permitas que nadie te apresure, seleccionar un equipo es una parte fundamental del plan de batalla.

También recomendamos no permitir que tu situación financiera sea el único factor que consideres al determinar tu equipo y tu plan. Los centros oncológicos y los principales hospitales/centros médicos cuentan con asesores financieros y trabajadores sociales para ayudarte a hacer arreglos financieros o conectarte con organizaciones benéficas y otras organizaciones de apoyo. Es posible que te sorprendas de la cantidad de recursos disponibles si das a conocer tus necesidades.

**Lección:** Tómate tu tiempo para recopilar información y seleccionar un equipo que sea adecuado para ti. Obtén una segunda opinión o incluso una tercera si no te sientes cómoda con el equipo o el plan. Hazte cargo y recuerda que es tu salud y tu vida lo que está en juego.

# Preguntas Para Tu Doctor

P1. ¿Qué tipo de cáncer de mama tengo?

P2. ¿En qué etapa está el cáncer?

P3. ¿Cuál es el estado del receptor hormonal? Esta pregunta es esencial para determinar las opciones de tratamiento.

P4. ¿Me llamará o debo llamarle para obtener los resultados de mi prueba/escaneo? (Tu perfil no se actualiza con los resultados de las exploraciones actuales hasta que el médico los revise; esto podría ser días o semanas después de que el consultorio del médico reciba los resultados).

P5. ¿Harán pruebas para los genes BRCA1 y BRCA2? (Me preocupa la probabilidad de cánceres relacionados y el impacto hereditario en mi familia)

P6. ¿Se ha propagado el cáncer a mis ganglios linfáticos u otros órganos? ¿Ordenará más pruebas para averiguar si el cáncer se ha propagado?

P7. ¿Recomienda una lumpectomía o una mastectomía? ¿Por qué hace esa recomendación?

P8. ¿Qué curso de tratamiento es mejor para mí?

P9. ¿Cuándo y dónde me recomiendan comenzar el tratamiento?

P10. ¿Cuánto tiempo me llevará recuperarme de la cirugía y otros tratamientos?

P11. ¿Cuáles son mis posibilidades de supervivencia a largo plazo?

P12. Si no tienes seguro o te preocupan los costos, pregúntale al médico si tiene una recomendación para obtener ayuda.

# Capítulo 5: ¿Cómo Le Informo a Mi Pareja de Mi Diagnóstico de Cáncer?

La comunicación abierta y honesta es fundamental para el éxito en cualquier relación, pero es aún más esencial cuando se tiene cáncer de mama. Habrá preocupaciones prácticas y emocionales asociadas con cada paso del trayecto. Además de eso, tu esposo o pareja experimentará un impacto diferente pero significativo cuando te diagnostiquen cáncer de mama.

Comencemos con las preocupaciones emocionales. Tu pareja se preocupará por la posibilidad de perderte. Posiblemente se preocupará por tu dolor, sufrimiento y bienestar. También estará preocupado por su capacidad para encargarse y organizar todo lo que haces todos los días. En muchos casos, la confirmación oficial del diagnóstico no es una sorpresa, los cónyuges o parejas frecuentemente acompañan a sus cónyuges a la visita al médico para los resultados de la biopsia. Deben participar en tantas visitas como sea posible para actuar como un segundo par de ojos y oídos y comprender claramente tu estado y plan de tratamiento. La mayoría de los cónyuges/parejas quieren brindar apoyo cuando sea posible. Pero muchas de nosotras nos enfrentamos solas a esa noticia.

Para contarle a tu cónyuge/pareja sobre tu diagnóstico o revisar las noticias de la visita, reserva un tiempo privado y tranquilo. Es mejor tener una conversación cuando sus hijos no estén cerca y no haya distracciones. También te recomendamos que dediques tiempo suficiente para la discusión, las preguntas y el procesamiento de lo que aprendiste y sus impactos tanto en ti como en la relación. Hemos aprendido de los hombres de nuestras familias que algunos quieren discutirlo y sienten que necesitan hacerse cargo o arreglarlo, otros quieren soledad para procesar la información. Reconozca que ambos tienen diferentes estilos de procesamiento y afrontamiento. Conoce a tu pareja/cónyuge y dale tiempo para procesar las noticias a su manera.

A medida que avanzas en tu camino por el cáncer tus necesidades cambian. No temas de pedirle a tu pareja lo que necesitas, es posible que no sepa lo que necesitas o quieres. Puedes pedirles que respondan a las llamadas telefónicas de amigos y familiares. O tal vez te sientas cansada y necesites ayuda o alguien que se haga cargo de tareas como preparar las comidas, la limpieza del hogar o lavar la ropa. Por favor, presta atención a su nivel de estrés y fatiga, puede haber momentos en que necesiten un descanso. Tal vez puedas hacer que un familiar o un amigo se haga cargo de las responsabilidades de tu cónyuge/pareja por un corto tiempo. Un descanso puede recargar sus energías y ayudarlos a sobrellevar el siguiente paso de tu tratamiento. Pueden disfrutar de un día practicando algún deporte o una visita al gimnasio local para relajarse y restaurar la mente y cuerpo.

No solo es importante la comunicación, sino también la intimidad y una relación sexual sana. Nuestra investigación y conversaciones con otras sobrevivientes mostraron que aquellas que sufrían los efectos secundarios de la quimioterapia y la radioterapia tenían más preocupaciones sobre sus relaciones sexuales. Es un desafío sentir y expresar la sexualidad cuando te preocupa perder el cabello, sufrir náuseas y diarrea. Además, dependiendo de tu edad o tratamiento, puedes experimentar síntomas posmenopáusicos que pueden afectar tu deseo sexual. Te sugerimos que te pongas en contacto con un terapeuta o sociólogo que se especialice en relaciones sexuales. Pueden organizar visitas para ti y tu cónyuge/pareja de forma individual o conjunta. Sus consejos los guiarán a través de conversaciones y la sanación.

Continúa programando tiempo a solas con tu pareja cuando te sientas física y emocionalmente preparada. El tiempo que pasan juntos a solas es precioso y muy beneficioso para mantener una buena relación. Pueden expresar lo que sienten, responder las preguntas del otro y comprender tu situación con el cáncer. También les dará tiempo para hablar sobre otras cosas que los ayuden a sentirse "normal".

**Lección:** La comunicación abierta es fundamental cuando se tiene cáncer. Comunicarte abierta y consistentemente con tu cónyuge/pareja los ayuda a mantener su relación y la fortalece al permitirles a ambos enfrentar el cáncer como un equipo. Además, no olvides pedir ayuda a otros familiares y amigos para que tu pareja no se agote.

# Capítulo 6: ¿Cómo Les Informo a Mis Hijos de Mi Diagnóstico de Cáncer?

Al principio, tú y tu pareja u otros familiares estarán procesando la noticia de tu diagnóstico. Incluso si no estás hablando abiertamente al respecto, tus hijos pueden sentir el miedo, la tensión y el malestar en el hogar. Tal vez sientas cierto temor o ansiedad por contarles a tus hijos lo que sucede. Es posible que te preocupe no saber en este momento lo que sucederá, y puedes temer que te hagan preguntas que no puedes o no sabes cómo responder.

La honestidad crea una sensación de seguridad y protección, así que haz un plan para esa conversación entre padres e hijos que comienza con la honestidad. También es fundamental planificar con anticipación para que puedas estar tranquila durante la conversación. Si ambos padres trabajan en equipo, la conversación será menos estresante. Después de la conversación, tú y tu pareja pueden comparar impresiones y percepciones. Por último, querrás crear un ambiente cómodo, así que hablen con cada niño individualmente. Si se sienten seguros y cómodos, se sentirán libres de hacer preguntas y expresar sus pensamientos y sentimientos.

Dependiendo de sus edades, los niños sentirán una variedad de emociones, por ejemplo, pueden sentirse inseguros, asustados o enojados. También pueden preocuparse por quién los cuidará.

Supongamos que tus hijos son pequeños como los de Phyllis cuando se sometió a la histerectomía a los 30 años. En ese caso, debes mantener una conversación simple y en un lenguaje que puedan entender. Por ejemplo, ella les dijo que le estaba creciendo algo dentro del cuerpo que la estaba enfermando y el médico se lo iba a sacar. Cuando volviera a casa del hospital, estaría mejor pero muy cansada, por lo que su prima Chrissy vendría a quedarse por un tiempo para ayudar. Puedes encontrar libros, como *La Guía para Niños, El Cáncer de Mama de Mami* y *Mami Tiene un Boo Boo en su Boobie*, para ayudarte a explicarle a tus hijos lo que te sucede.

Si tus hijos están en la escuela primaria tal vez estudien el cuerpo humano. Es posible que también hayan escuchado algunos de los comerciales en la televisión de medicamentos para el cáncer de mama o promociones para la recaudación de fondos para el cáncer de mama. Por lo que puedes ser un poco más específica con ellos, probablemente necesites prepararte más para responder a sus preguntas. Los libros para este grupo de edad incluyen *Mi Mamá Tiene Cancer de Mama, Pero está Bien, En el Jardín de Mamá* y *Besos de Mariposa* and *Deseos con Alas*.

Los adolescentes de 13 a 17 años probablemente sepan más sobre el cáncer de mama, tal vez tengan un amigo cuya madre tuvo cáncer de mama; también pueden haber oído hablar de alguien que murió de cáncer de mama. Este grupo tendrá preguntas más específicas, pueden preocuparse de que su mundo esté fuera de control. Algunas adolescentes expresarán su preocupación de que les dará cáncer de mama cuando sean mayores. También pueden sentir que su sentido de independencia se ha visto afectado, ya que ahora necesitas ayuda en la casa o alguien que haga los mandados por ti. Por lo tanto, mantén la conversación durante el trayecto y trabaja para que su vida sea lo más normal posible. Algunas reacciones comunes informadas por nuestros campistas fueron que los adolescentes se sienten avergonzados, sienten vergüenza o que deben responsabilizarse de ti. Alivia sus miedos asegurándoles que te verás lo más normal posible cuando salgas. Por ejemplo, si pierdes el cabello, usando un bonito sombrero, un pañuelo para la cabeza o una peluca. Además, asegúrales que tendrás la ayuda de amigos y familiares. Pídeles apoyo y asistencia, pero asegúrales que no son responsables de ti.

Los libros mencionados para educar a sus hijos sobre el cáncer de mama están disponibles en varias organizaciones o librerías en línea, como eBay. También puedes encontrarlos en una biblioteca pública. Algunos están disponibles en inglés y español.

Los niños de cualquier edad pueden resentir que la paciente con cáncer reciba regalos, flores, visitas, animales de peluche y toda la atención. Algunos niños se sienten enojados e incluso pueden portarse mal porque los planes familiares deben hacerse en torno a tus citas médicas. Recuerda que es agotador para los niños pasar interminables horas, días y semanas sentados en hospitales, salas de espera o pasados entre parientes mientras esperan que regreses a casa.

¿Cómo puedes ayudar a tus hijos a sobrellevar la situación?

- Planifica un día para llevar a los niños a una salida para jugar, ir al cine o de compras.
- Ofrécete a llevarlos a actividades después de la escuela.
- Cuando los horarios entren en conflicto o no te sientas bien, pídele a un familiar o amigo que los lleve a actividades con otros niños.
- Tráeles regalos que sean significativos para ellos.
- Haz o pídele a un voluntario que traiga la comida favorita del niño y no otra cazuela de atún o una lasaña.
- Verifica cómo se sienten y si tienen preguntas.
- Notifícale a las escuelas de tus hijos sobre la situación para que entiendan cualquier cambio en el comportamiento o las calificaciones.
- Sobre todo, pregúntales sobre sus intereses, esperanzas y sueños. Mantén una actitud positiva con ellos.

**Lección:** Saber que el cáncer afecta a toda la familia es el primer paso para ofrecer una ayuda significativa. Cada etapa de la lucha contra el cáncer trae diferentes situaciones, sentimientos y emociones. Por lo tanto, mantén conversaciones abiertas y honestas, eso les ayudará a todos a tener un trayecto exitoso.

# Capítulo 7: El Elefante en la Habitación
## *Las Historias de Peggie*

Es sorprendente cómo reaccionan algunas personas cuando oyen hablar del cáncer; algunos están tan petrificados que ni pueden decir la palabra. La palabra evoca visiones de muerte y funerales inmediatamente. Algunos creen que con solo decir la palabra "cáncer" le dan poder, o que algo malo pasará. Ya no vivimos en 1700 o 1800, el cáncer es tratable y PODEMOS hablar de ello. Cada vez más mujeres sobreviven al cáncer de mama en la actualidad que en años anteriores. Al momento de escribir este libro, varias organizaciones de investigación y tratamiento del cáncer de mama afirman que la tasa de supervivencia de las mujeres con cáncer de mama no metastásico es del 90 %. El 90% está a la par con la población promedio. Esta es una noticia muy alentadora para las personas diagnosticadas con cáncer de mama en la actualidad.

En muchas culturas creen que la sola mención de la palabra cáncer significa que tú eres dueña del cáncer. Una sobreviviente compartió que, a menudo hablaba con su hermana sobre su diagnóstico. Comentó que estaba molesta porque su hermana lo llamó la palabra 'C' y no decía la palabra cáncer. Terminó llamándolo *"mi teta tóxica"*. Desde entonces así se refirió a su cáncer.

A veces, enfrentar las situaciones de cara y con honestidad es la mejor manera de lidiar con el cáncer. Por ejemplo, cuando mi primera mamografía volvió, mi médico pensó que algo podría estar mal por lo que trataría de hablar con mi esposo Glen sobre la posibilidad de un diagnóstico positivo, y como buen optimista él diría: "No te preocupes por eso. No tienes cáncer". Luego empezaría a enumerar todas las razones por las que no lo tendría, como que no hay cáncer de mama en mi familia; que tuve mamogramas sospechosos antes y salieron bien; que di a luz a una edad temprana; que amamanté a mis hijos; que no tenía sobrepeso... bla, bla, bla.

Cuando regresaron las mamografías, y mi médico todavía estaba preocupado, hice una cita para ver a un cirujano. De camino al consultorio del cirujano y con mucho miedo abrí el sobre que traía del hospital. Sí, leí el informe del radiólogo y vi las palabras en blanco y negro "Diagnóstico: posible cáncer de mama". Bien me doy cuenta de que dice posible. Mi cirujano me sugirió una lumpectomía.

Esa noche, Glen todavía no quería hablar de eso. Él estaba haciendo todo lo que podía por mí, menos hablar de eso. Después de la lumpectomía, tuve que salir de la ciudad por trabajo y mi jefe me preguntó: '¿Cómo lo sobrelleva tu esposo?'

Dije: "No lo hace".

Cuando llamé a Glen esa noche, le dije que mi jefe me preguntó cómo estaba manejando mi diagnóstico de cáncer y le dije mi respuesta.

Cuando llegué a casa, me sorprendió descubrir que todo había cambiado. Glen me dijo: "Tenías razón", mis palabras favoritas después de "Sí, querida". Dijo que simplemente no quería creer que yo pudiera tener cáncer. Ahora estaba aceptando los hechos y comenzó a aprender todo lo que pudo sobre la enfermedad. Después comenzamos a hablar sobre eso, lo que necesitábamos saber y lo que deberíamos hacer a continuación.

Después de ese día, ya no estaba el elefante en la habitación.

**Lección:** Hay dos puntos críticos en la historia de Peggie. Primero, se necesita tiempo para procesar y aceptar que un ser querido o un amigo tiene cáncer, varía de persona a persona, así que dales tiempo. Segundo, reconocer al elefante en la habitación les permite a ti y a tu equipo de apoyo avanzar y trabajar juntos.

# Capítulo 8: No Más Susurros, Aprendiendo a Decir la Palabra con C

Es sorprendente cuántas personas al enterarse de que somos sobrevivientes de cáncer, se acercan y susurran algo como: "He tenido cáncer de mama". Generalmente nos devolvemos y les preguntamos: "¿Qué?" y vuelven a susurrar. "He tenido cáncer de mama". Nuestra respuesta siempre es: "¿Por qué susurras?" Y su respuesta tiende a ser: "Solo mi esposo lo sabe". Esto nos deja totalmente boquiabiertas. ¿Por qué esconderías una enfermedad por la que no eres culpable? ¿Ocultarías una endodoncia? ¿O una fractura en el brazo? ¿Por qué ocultarías el cáncer?

Una enfermera nos habló de su vecina, una mujer de color, está luchando contra un cáncer avanzado con un poderoso tratamiento de quimioterapia. Desafortunadamente, le oculta la enfermedad a su hijo, vecinos e incluso al pastor. Cada domingo se pone una peluca y va a la iglesia, les dice a sus compañeros feligreses que ha estado enferma durante el último mes con gripe. ¿Te imaginas lo sola y asustada que debe sentirse esta mujer? Ella puede creer que le ahorra a sus hijos y amigos la tristeza de verla luchar contra el cáncer, pero no entiende que la gente quiere ayudar y que ella necesita su ayuda. ¿Se detuvo a pensar que podría poner en riesgo a sus seres queridos manteniéndolo en secreto? Los familiares deben conocer los antecedentes médicos que existen en la familia.

Si no sabes si tu madre, abuela o tía han tenido cáncer de mama, no sabrás que tienes un mayor riesgo. La palabra "cáncer" es este enorme dragón al que la gente pasa de puntillas y susurrando en la oscuridad para no despertarlo.

Muchas culturas minoritarias son reacias a hablar sobre enfermedades y usan frases como: "Mi mamá se enfermó y falleció, y nunca supimos cuál fué la causa de su muerte". Es vital que conozcas el historial médico de tu familia.

¿Cómo pueden las personas tener esta reacción al diagnóstico? Hoy en día, los comerciales para el tratamiento del cáncer están en la televisión, las comunidades y los medios celebran el mes de la Concientización sobre el Cáncer de Mama en octubre. No debe de haber vergüenza por ser diagnosticada con cáncer, no hay Karma involucrado, no lo contagiaste de alguien, nadie te lo deseó, no eres una mala persona y Dios no te está castigando. Es solo que tienes células en el cuerpo que están enloqueciendo porque tienen un interruptor de "encendido" roto, lo que permite que las células no saludables se repliquen a una velocidad rápida y desplacen a las células sanas. Tener cáncer no significa que morirás. Contamos con maravillosos cirujanos, radiólogos y oncólogos que pueden ayudarte a combatir esta enfermedad.

¿Por qué personas como las de estos ejemplos mantienen en secreto su diagnóstico? Algunas personas no quieren cargar o alarmar a sus amigos y familiares, mientras que otras no quieren que las personas las compadezcan o las traten de manera diferente. Además, algunas pacientes no quieren que la enfermedad las defina, todavía quieren ser Mary, Alice o Susan, no la paciente de cáncer.

**Lección:** La lucha contra el cáncer es un esfuerzo de equipo, no intentes hacerlo sola. No estás sola; hay muchas de nosotras dispuestas y capaces de compartir nuestras historias, todo lo que tienes que hacer es hablar, puedes decir la palabra cáncer, ya que solamente es una palabra… nada más que el nombre de una enfermedad que puedes combatir, una batalla que puedes ganar.

# Capítulo 9: El Impacto Cultural en la Detección y Tratamiento

El cáncer de mama afectará a una de cada ocho mujeres en su tiempo de vida. Cuando se detecta a tiempo, el cáncer de mama puede tratarse y curarse, actualmente incluso cuando la tasa de supervivencia es superior al 90% para el cáncer de mama no metastásico, ¿por qué hay una tasa de mortalidad desproporcionadamente alta en las mujeres pertenecientes a minorías? En primer lugar, las mujeres pertenecientes a minorías a menudo no se hacen chequeos regulares, es algo que ignoran por muchas razones. Por ejemplo, es posible que no tengan seguro o que no puedan hacer un copago. Además, muchas mujeres de todas las etnias viven en la pobreza, por lo que necesitan obtener asistencia financiera o encontrar un servicio gratuito. La mayoría de las comunidades tienen algún tipo de programa de mamografía gratuito. Así que debes consultar con el Departamento de Salud local o comunicarse con la Fundación Susan G. Komen para obtener una ubicada cerca de ti.

Pero la pobreza no es la única razón por la que las mujeres de algunas culturas no se realizan pruebas de detección o tratamientos. Los Institutos Nacionales de Salud realizaron un estudio para determinar cómo las creencias culturales impactaron los servicios preventivos y el tratamiento. La razón número uno fué la creencia de que "la fe puede protegerte del cáncer de mama", otras razones fueron: "Si un bulto se toca o se presiona con frecuencia, se convertirá en cáncer", "Si el cáncer de mama se corta durante la cirugía, crecerá más rápido". Lamentablemente algunas mujeres dijeron: "No importa si te tratan el cáncer de mama, porque si lo tienes te matará tarde o temprano", casi el 20% de las mujeres encuestadas dijeron: "Solo necesitas realizarte la mamografía cuando encuentras un problema en tu seno".

Un estudio encontró que las mujeres de raza negra evitan hacerse las mamografías por varias razones. Primero, se sienten irrespetadas y sienten que no obtendrán la información que necesitan en una instalación médica. Segundo, también temen un diagnóstico erróneo o peor, una mastectomía innecesaria. Como resultado, las mujeres negras tienen una tasa de mortalidad por cáncer de mama del 31%, la más alta de cualquier grupo étnico en los Estados Unidos.

Otras culturas también retrasan u omiten los exámenes y tratamientos preventivos. Por ejemplo, los nativos americanos y los nativos de Alaska tienen menos casos de cáncer de mama que las mujeres caucásicas, pero una tasa de mortalidad más alta.

¿Por qué pasa esto? Es porque muchas de estas mujeres viven en una reserva o en una zona rural, la distancia de los servicios y los problemas con el transporte son un factor. Además, carecen de conocimientos sobre detección y tratamiento. Un estudio de los Institutos Nacionales de Salud encontró que las mujeres de este grupo tienen miedo y vergüenza. También encontraron que sus vidas culturales tienen un impacto en esta estadística, por ejemplo, una vez que reciben un diagnóstico de cáncer, es probable que busquen el consejo de un sanador tribal y requieran su bendición antes de comenzar el tratamiento.

Las razones para saltarse las mamografías y retrasar o evitar un tratamiento (que no sean razones económicas) varían según la cultura. Science Direct, una fuente confiable de documentos de investigación, confirma lo que notó Phyllis mientras trabajaba en China. Cuando un miembro de la familia se enferma, no va a un hogar de ancianos ni recibe cuidados paliativos, en cambio, los miembros de la familia, particularmente las mujeres, los cuidan. Por lo tanto, las mujeres sienten que no quieren ser una carga para sus familias y evitan la detección y el tratamiento.

Las mujeres musulmanas deben cumplir con los requisitos religiosos para tener la máxima modestia. Por lo tanto, ningún hombre que no sea su esposo puede ver su cuerpo desnudo, lamentablemente, esta restricción es una de las razones por las que las mujeres se saltan los exámenes y las mamografías, como resultado cuando se detecta el cáncer ya se encuentra en etapas avanzadas. Para abordar este problema, los hospitales están realizando cambios en los departamentos de salud de la mujer. Por ejemplo, un hospital en California ahora tiene un departamento de diagnóstico por imágenes integrado principalmente por mujeres, adicionalmente, otros hospitales están dando a conocer que hay cirujanas en el personal. La intención es alentar a las mujeres musulmanas a que se examinen y reciban tratamiento. La otra razón por la que retrasan u omiten la prevención y el tratamiento, es la creencia de que el ayuno y la oración promueven la salud y previenen o curan enfermedades. Para concientizar y alentar la búsqueda de atención, las organizaciones están poniendo la educación en el contexto de su fe, les dicen a las mujeres que Allah les presta un cuerpo y que tienen la obligación con él, de cuidar de sí mismas.

No podemos cubrir todos los problemas culturales aquí, por lo que este capítulo te da una breve descripción de los problemas que hacen que las mujeres se salten las pruebas de detección y retrasen o ignoren el tratamiento necesario.

Los hospitales están haciendo cambios para ayudar a llevar la prevención y el tratamiento a las culturas no caucásicas. Por ejemplo, la Fundación Betty Ford tiene una unidad de mamografía móvil, que viaja por toda el área y ofrece mamografías a mujeres, incluyendo aquellas sin seguro o con seguro insuficiente.

Adicionalmente, hay unidades móviles en todo el país afiliadas a hospitales, organizaciones benéficas y otras organizaciones.

Desafortunadamente, no hay un sitio web central para ubicar una unidad de mamografía móvil en tu área. Aun así, son fáciles de encontrar; puedes buscar por internet "unidades móviles de mamografía en mi área", tu navegador mostrará las ubicaciones cercanas a ti.

Adicionalmente, descubrimos que los hospitales están contratando orientadores de pacientes multilingües y pueden comunicarse con más pacientes y ayudarlos a obtener ayuda financiera o transporte a los servicios que necesitan.

**Lección:** Los hospitales, las agencias gubernamentales y muchas organizaciones benéficas están trabajando para educar a las mujeres y brindar servicios a las personas sin seguro o con seguro insuficiente. La educación es fundamental para abordar las creencias y los problemas culturales para que más mujeres de todas las culturas sobrevivan.

# Capítulo 10: ¿Cuándo Me Convierto en Sobreviviente? (Comienza con el Diagnostico)

La mayoría de las personas te dirán que tan pronto como escuches "usted tiene cáncer", eres una sobreviviente de cáncer en ese momento, algunos incluso consideran a toda la unidad familiar como sobreviviente. El pensamiento de Peggie es que eres una LUCHADORA en los primeros dos años.

Luchas por comprender la idea de que ahora estás peleando por tu vida.

Luchas por armar tu equipo médico de oncólogo, cirujano, radiólogo, anestesiólogo, hospital, etc.

Luchas por ser la mejor paciente siguiendo los consejos del médico y siguiendo el protocolo.

Luchas por comprender por qué la compañía de seguros toma las decisiones que toma.

Luchas por asegurarle a tu familia que estarás bien.

Luchas por convencerte de que vas a estar bien. Llorar en la ducha es una excelente manera de ocultarle tu miedo a tu familia.

Una vez que hayas luchado por 2 años, habrás sobrevivido y podrás convertirte en una sobreviviente con todo el derecho.

Los sobrevivientes tienen un plan y miran hacia el objetivo final.

Los sobrevivientes a menudo son abordados por amigos, compañeros de trabajo y amigos de amigos en busca de consejos sobre cómo lidiar con el cáncer.

Los sobrevivientes a menudo reconsideran la cantidad de estrés que permitirán en sus vidas.

Los sobrevivientes a menudo reconsideran todo, desde amigos, matrimonio y carreras.

Después de cinco años, una Superviviente deberías de estar en camino de convertirte en una Superadora.

Una Superadora es alguien que ha estado allí, lo ha vivido y sale del otro lado con una nueva oportunidad para vivir.

**Lección:** Eres una sobreviviente desde el diagnóstico y con cada paso del tratamiento, pasarás de sobreviviente a superadora.

# Capítulo 11: 50 Formas en las que los Amigos y Familiares Pueden Ayudar a las Pacientes con Cáncer

Cuando una persona recibe el diagnóstico de cáncer por primera vez, a menudo está tan abrumada que no tiene idea de cómo pedir ayuda, pero la necesita. Si tienes una amiga o familiar con cáncer, lo quieres ayudar. Entonces, no cometas el error de hacer una oferta vaga y cuestionablemente sincera como "¡bueno, llámame cuando me necesites!" (No lo hará).

En vez de eso, haz que la vida de tu amiga o familiar sea más fácil anticipándote a sus necesidades y brindando el apoyo físico que tanto necesita.

Aquí tienes una lista de favores que la gente nos hizo y sugerencias de campistas y sitios web sobre el cáncer:

1. Si eres una amiga cercana o un familiar del paciente con cáncer, ofrécete para ser una "persona de contacto" donde evalúes y aceptes/rechaces las visitas de otros y las ofertas de ayuda. Inmediatamente después de un diagnóstico, muchos quieren ayudar, visitar y llamar. Pero la persona con cáncer probablemente esté extremadamente abrumada en este momento y tal vez prefiera algo de descanso y espacio.

2. Ofrécete para ser la "persona de comunicación" que actualiza a otros sobre el estado de salud de tu amiga

49

porque puede ser difícil para el paciente compartir los detalles repetidamente. Adicionalmente, todos deben abrir una cuenta CaringBridge. Con caringbridge.org, puedes comunicarte de manera directa y precisa con todas las personas interesadas sin tener que repetir la historia y el estado de tu amiga cada vez que suena el teléfono.

3. Ofrécete para crear y administrar un horario para tu amiga: para entregas de comida, la quimioterapia, visitas de amigos, etc. Una vez más, los sitios web como takethemameal.com y lotsahelpinghands.com pueden ayudar.

4. Entiende que un paciente con cáncer probablemente esté demasiado abrumado para preguntar qué necesita. En su lugar toma la iniciativa ofreciendo detalles. Por ejemplo, en vez de decir: "Avísame si hay algo que pueda hacer por ti" di: "¿Puedo hacer la cena el martes?"

5. Llévale comida y asegúrate de preguntarle a tu amiga con anticipación si hay restricciones dietéticas o si sigue alguna guía. Luego, quédate para hacerle compañía, o simplemente deja la comida si no están dispuestos (una hielera afuera de la puerta de entrada es perfecta para esto).

6. Entrégale varias comidas preparadas en recipientes de plástico para que pueda calentarlas según sea necesario y desechar el recipiente.

7. Es posible que ya lo sepas o puede preguntarle a tu amiga si extraña disfrutar de las comidas en su restaurante favorito. Probablemente sepas qué tipo de comida le gusta, así que elige una buena cena y haz que se la entreguen.

8. Ofrece llevarlo/acompañarlo a las visitas al médico, quimioterapia, radiación o al hospital, ya que sentarse solo en una sala de espera puede ser muy aburrido y solitario.

9. Ofrécete a tomar notas para cuando el médico/enfermera esté hablando. A menudo, el cerebro se detiene cuando una bata blanca entra en la sala de examinación.
10. Ayúdale a escribir las preguntas que quiere hacerle al médico. Sin notas, es fácil olvidarse de todo.
11. Puedes concertar para llevarlos a lugares de manera regular o en ciertos días.
12. Dale una tarjeta de regalo de Uber o Lyft si no estás disponible para llevar a tu amiga.
13. Compra un pase de estacionamiento mensual para la familia, para cuando tu amiga tenga una hospitalización prolongada: ¡el estacionamiento del hospital puede ser muy costoso!
14. ¿Tu amiga tiene hijos? Ofrécete a cuidarlos, recogerlos de la escuela o invitarlos a una pijamada, eso permitirá que tu amiga descanse.
15. Envíale tarjetas de regalo a restaurantes, supermercados y farmacias. Se aprecian ya que hay muchos gastos que no quedan cubiertos.
16. Envíale un correo electrónico, mensaje de texto, tarjeta o mensaje diciendo que piensas en él/ella.
17. Agrega "no es necesario que respondas" al final de tu mensaje: apreciará saber de ti sin sentir la obligación de responder.
18. Agrega "siéntete libre de aceptar esta oferta cuando quieras" cuando ofrezcas ayuda. Así tu amiga sabrá que tu oferta seguirá estando allí cuando la necesite (en una semana, un mes, un año).
19. Establece una alerta de calendario que te recuerde que te acerques regularmente con un saludo o una oferta de ayuda.

20. Envíale un mensaje de texto la próxima vez que planees ir al supermercado y pregúntale si quiere algo. Incluso puedes ofrecer parar en el camino a la tienda y recoger cosas de su lista.

21. Llámale o envíale un mensaje de texto la próxima vez que estés en la farmacia para ver si necesita artículos de tocador o una prescripción.

22. Organiza una visita de una mucama o servicio de limpieza, compruebe si es necesario hacer arreglos especiales, como cuidar de una mascota. Adicionalmente, ofrece ir y ayudar a organizar antes de que vengan para maximizar los beneficios. Hay una organización benéfica que ofrece limpieza de casas gratis para pacientes con cáncer de mama. Aquí está el enlace: cleaningforareason.org/

23. Ofrécete a lavar la ropa, lavar los platos, cargar o vaciar el lavavajillas.

24. ¿Tu amiga tiene un perro? Ofrécete a pasear, alimentar o llevar al perro al peluquero.

25. Envíale una tarjeta de regalo para un masaje en casa.

26. Ofrécete para visitarlo, pero asegúrate de que tu amiga se sienta con energía.

27. Es fácil sentirte desconectado cuando tu vida gira en torno a citas médicas. Así que comparte la información más reciente sobre lo que está sucediendo con la familia, la oficina, los vecinos y los miembros de la iglesia o del grupo social.

28. Invítalos a tomar un café o almorzar.

29. Alquila una película, vean juntos su programa de televisión favorito o cree una lista de reproducción de su música favorita.

30. Hazle saber que estás "de guardia" para cualquier emergencia. ¡Dilo en serio!

31. Envíale flores, solamente confirma que tu amiga no esté tomando precauciones neutropénicas primero; las flores frescas pueden representar un riesgo de infección para los pacientes de cáncer con sistemas inmunológicos debilitados. Tristemente Peggie tuvo que regalar las hermosas flores que recibió justo después de su diagnóstico. En su lugar, considera las flores de seda (no tienes que preocuparte por causar una infección y duran más). Además, los pacientes con cáncer aprecian las plantas vivas (¡Y los arreglos florales mueren!).

32. Regálale una suscripción a una revista o periódico, un buen libro también sería apreciado.

33. Dile a tu amiga que la amas, incluso si no tiene la energía para responder, tu mensaje significará mucho.

34. Llévala a un relajante tratamiento de belleza como manicura, pedicura, tratamiento facial, maquillaje, etc. Tal vez sea la primera vez en mucho tiempo que se enfoca en su apariencia. Comprueba si esto está permitido, si tu amiga recibe quimioterapia, es posible que esto no sea recomendable.

35. Envíale una tarjeta y asegúrate de que sea legible: los ojos con cáncer son ojos cansados :-)

36. No pidas todos los detalles sobre el estado actual de salud de tu amiga cada vez que lo visites o llames.

37. Pídele al paciente o cuidador que te dé una tarea. Después de realizar la tarea, vete a menos que te pidan que te quedes, ya que tu amiga puede estar demasiado cansado para socializar.

38. ¿Tu amiga tiene un jardín o plantas de interior que necesitan cuidado? Ofrece ir para regarlas un poco y darles mantenimiento. Aún mejor, comprométete a regarlas regularmente, también puedes ofrecer recortar los setos o podar el césped.

39. Si ha compartido su diagnóstico contigo, deja mensajes sinceros y edificantes en su página de Facebook u otras redes sociales. Envíale un mensaje de texto o un correo electrónico con un mensaje, video o foto divertida.

40. Envíale chistes divertidos o películas de comedia para que las disfrute, ya que la risa es la mejor medicina.

41. Si puedes y si tu amiga está cómoda con eso, dale algo de dinero en efectivo o una tarjeta de regalo con dinero. El cáncer puede ser un gran golpe financiero, entre las facturas del hospital, los copagos, las tarifas de estacionamiento y la pérdida de ingresos, especialmente si no puede trabajar.

42. Si tu empresa lo ofrece, dónale horas para cubrir su tiempo, cuando expire su tiempo pagado. También puedes donarle millas aéreas para viajes médicos.

43. Si recibe quimioterapia, ofrécele llevarla a comprar una peluca o bufandas y gorras. Adicionalmente puedes regalarle un gorro o una bufanda.

44. Déjale pequeños regalos en su puerta principal o en su buzón.

45. Regálale una manta cómoda (para descansar en el sofá o para ir a la quimioterapia).

46. Simplemente escúchala, no le des consejos, no trates de ser alegre, solo escúchala y deja que hable.

47. No llores delante de ella. Es difícil para las pacientes con cáncer mantener la compostura frente a sus familias. "No puedo consolarlos cuando soy yo quien enfrenta el cáncer".
48. Pregunta qué es lo que más necesita de ti en este momento... y luego hazlo. El cáncer no es contagioso, así que dale un abrazo para dejarle saber que estás a su lado.
49. Felicítela cuando comparta buenas noticias y enfoca la conversación sobre su éxito.
50. Recuerda estar allí unos meses después del diagnóstico, cuando ya no sea algo nuevo. La fanfarria se habrá calmado, pero tu amiga seguirá luchando y necesitando ayuda logística y emocional.

**Lección:** Hay muchas cosas que puedes hacer, así que asegúrate de cumplir con tus compromisos. Tu amiga y sus seres queridos contarán contigo.

# Capítulo 12: Qué Decir y Qué No en las Conversaciones, para Cuidadores y Amigos

*La Historia de Peggie*

Es muy interesante cómo tu diagnóstico de cáncer afecta a los que te rodean. Terminas consolando a tus amigos y familiares porque están devastados por el diagnóstico. La gente dice las cosas más chistosas, como algunos comentarios que recordaré el resto de mi vida, especialmente uno: Dos días antes de mi mastectomía doble, estaba en una recaudación de fondos y un amigo de mi esposo, se acercó y me dio un gran abrazo de oso y me preguntó sobre mi próxima cirugía. Le respondí: "Sí, el martes me quitan los senos". Su respuesta fué rápida como un rayo: "¿Puedo quedármelos cuando termines con ellos?" ¡Esa respuesta no tiene precio!

Otra historia que me impactó profundamente pasó unos días después de mi diagnóstico, cuando mi querida amiga Toni entró en mi oficina como si no hubiera dormido en días, con el cabello despeinado, sin maquillaje y los ojos rojos e hinchados. Entró abruptamente y dijo: "Ya no puedo ser tu amiga, no puedo simplemente sentarme y verte morir". Una vez dijo esto, se dio la vuelta y se fué, nunca más volví a verla. Eso fué hace casi 20 años.

Tan descorteses como pueden ser algunas personas, otras en cambio, se apresuran y te dan los mejores regalos.

Estas historias me recuerdan las cosas buenas y malas que la gente les dice a los pacientes con cáncer.

Aquí tienes algunas cosas positivas que puedes decir:

- No sé qué decir, pero quiero que sepas que estaré aquí para escucharte o ayudarte.
- Escucho lo que me dices, pero no puedo imaginar lo que es pasar por lo que estás pasando.
- Hagamos algo que te traiga alegría.
- Si tiene ganas de caminar, me encantaría acompañarte.
- Me encantaría cocinarte algo especial, ¿qué noche te parece mejor? Te traeré la cena y un postre especial.
- Si eres una sobreviviente que habla con una paciente, puedes compartir cómo es ser una sobreviviente. Puedes contarle que también tenías miedo y te sentías sola. Pero quieres dejarle saber, que mientras aprendías te diste cuenta que no estabas sola y que estás ahí para ofrecerle tu ayuda.
- Pregúntale al cuidador cómo lo está afrontando y si necesita algo.
- Escucha sus emociones en lo que dice y empatiza, pero sin simpatizar, se positiva y felicítale por lo que ha hecho, que siga haciendo un buen trabajo.
- Escúchale o dile: "Siéntete libre de llorar conmigo, compartir cómo te sientes o simplemente sentarnos en tranquilidad".

No todo el mundo es sensible a los sentimientos de un paciente con cáncer. Tal vez tengan buenas intenciones, pero eligen las palabras equivocadas. Por lo que, aquí hay algunas cosas que no deberías decir:

- No des consejos no solicitados. Cada caso es diferente, no conoce los detalles y las decisiones médicas son suyas.
- No preguntes "¿Cómo te sientes?" cuando ves a un paciente en un evento u otra actividad fuera del hogar. Muchos se sienten obligados a decir que están bien incluso cuando se sienten fatal. Algunas personas incluso seguirán presionando para obtener una respuesta. ¿Y si el paciente no está bien y no quiere compartir nada, especialmente si hay otras personas presentes?
- Algunos comentarios como "no te preocupes por eso" o "estarás bien" pueden tener buenas intenciones, pero descartan la gravedad del cáncer.
- Otros comentarios, como "encontrarán una cura pronto", pueden no ser ciertos y solo dar falsas esperanzas o peor aún, hacer que el paciente se sienta culpable de que su vida terminará antes de encontrar una cura. Pero, desafortunadamente, hay cánceres para los que no hay cura y muy pocas esperanzas.
- Decir "Llámame si necesitas algo", pone la responsabilidad sobre el paciente que ya está abrumado. En vez de eso, ofrécete para realizar una tarea específica.
- No hagas comentarios sobre su apariencia, solo harás que se sienta peor. Cuando se mira en el espejo, ve el efecto que la enfermedad tiene en su cuerpo, así que conténtate con verle.

- No hagas comentarios sobre la suerte de tener un tipo de cáncer, por ejemplo, "Tienes suerte, solo tienes cáncer de mama en etapa uno y no metastásico". Nadie tiene suerte por padecer de cáncer.
- No digas nada que culpe al paciente. Andrea murió de cáncer de pulmón y mientras estaba en tratamiento, la gente le decía que no debería de haber fumado, aunque ella nunca fumó.
- No digas "¿Cuál es el pronóstico?" pero si el paciente lo comparte contigo, puedes preguntar: "¿Cuál es el siguiente paso?"
- No le preguntes cuánto tiempo de vida le queda, es como un golpe en el estómago. Y se ha demostrado que los médicos se equivocan muchas veces.
- No le diga a un paciente con cáncer que todo sucede por una razón. Es posible que eso no forme parte de sus creencias y podría perturbarle.
- Es muy irritante cuando alguien le cuenta a un paciente sobre un amigo que murió de cáncer. No es el momento adecuado para esos comentarios o historias.
- No cuestiones las decisiones médicas que toma el sobreviviente, esas decisiones son suyas.
- Esperamos que no evites a tu amiga por miedo o por no saber qué decir. Desafortunadamente, ambas hemos perdido amigos que no pudieron lidiar con nuestro cáncer. Cuando luchas contra el cáncer, necesitas a tus amigos y todavía necesitas sentirte conectado con el resto del mundo. Ten conversaciones alegres sobre cosas cotidianas.

**Lección:** La amistad y la comunicación son esenciales para los pacientes con cáncer en cualquier etapa de su viaje. Las palabras pueden ser dolorosas, así que ten cuidado con tus palabras, ya seas una sobreviviente, un cuidador, un amigo o un miembro de la familia.

# Segunda Sección
## Pelear la Batalla y Moverse Hacia Adelante

# Capítulo 13: Navegando los Retos Financieros del Cáncer de Mama

Durante el tratamiento de cáncer de April, le escribió a su compañía de seguros y les dijo que eran peores que su cáncer; podía eliminar el cáncer, pero aún tenía que lidiar con ellos. La mayor parte de su frustración se debió a que ingenuamente, pensó que todo lo que se hacía estaba cubierto, cuando fue a un hospital que participaba en su plan. ¡Vaya que estaba equivocada!

Cuando se te diagnostican cáncer, te envían a hacerte varias pruebas, análisis de sangre, tomografías, ecografías, mamografías y otros exámenes. Lo que no se comunica claramente en nuestro sistema de salud, es que la mayoría de los hospitales consisten en contratistas independientes. En un hospital participante, los servicios básicos como las salas de operaciones, de recuperación y de hospitalización están cubiertos, otros costos son un tema distinto. Desafortunadamente, no fue hasta la tercera cirugía, que April se enteró de que el anestesiólogo, el técnico de rayos X, el radiólogo y el laboratorio que analizaba su tejido se consideraban proveedores fuera del plan. Como resultado, ella quedó responsable de la mayoría de los gastos.

El Instituto Nacional del Cáncer, una división de los Institutos Nacionales de Salud, informa que el cáncer es una de las condiciones médicas más costosas en los Estados Unidos. Es fundamental que comprendas el plan general para tu tratamiento y atención, y luego determines qué está cubierto por tu seguro. Debes ser tu propio defensor financiero y preguntarle al proveedor de cada tratamiento o servicio, si aceptan tu plan de seguro. Concentrarte en vencer al cáncer es estresante y al agregar facturas, el rechazo de reclamos por parte de la compañía de seguros, los medicamentos y tratamientos costosos se crea aún más estrés y ansiedad.

April descubrió esto por experiencia, fue diagnosticada un miércoles y tuvo una lumpectomía dos días después. Cuando llegaron los resultados de laboratorio de la cirugía, estos mostraron que necesitaba otra cirugía. El cirujano necesitaba extraer más tejido para asegurarse de que no hubiera células cancerosas en los bordes exteriores del tejido extraído. El segundo procedimiento fue exitoso y el cirujano consiguió márgenes limpios. Desafortunadamente, dos días después de recibir el informe de márgenes claros, April volvió a ser operada. En el tercer viaje al quirófano, el cirujano insertó el tubo y el globo utilizados para la radiación interna de Mammosite. Es una dosis alta de radiación dirigida al área donde es más probable que se desarrolle una recurrencia y es parte de una estrategia para que las pacientes con lumpectomía conserven el tejido mamario.

Como puedes imaginar, su único objetivo era intentar curarse, mantener su trabajo, enfrentarse a las pastillas para el dolor y los antibióticos, y tratar de no estar asustada. Entonces empezaron a llegar las facturas y estados de cuenta. Ten en cuenta que, al igual que April, tu cabeza no está enfocada en las facturas durante este tiempo, tu mente trata de comprender la idea de que tienes cáncer y encontrar formas de vencerlo.

Como había estado enferma y, por lo tanto, no había pagado el deducible de $2500 de su compañía de seguros, el hospital quería el deducible completo antes de la primera cirugía. Cuando empezaron a llegar todas las facturas, la compañía de seguros dijo que ella era responsable de los primeros $2500 facturados y dado que el hospital no había presentado su factura, la compañía de seguros se negó a acreditarle el pago total del deducible.

April recibió un montón de cartas de la compañía de seguros que decían que sus proveedores estaban fuera de la red. Ella le escribió muchas cartas a la compañía de seguros y realizó tantas llamadas que ni se acuerda de cuántas fueron. Finalmente, alguien le explicó que, aunque el hospital está incluido su plan, los proveedores del hospital no siempre aceptan el seguro. April fue persistente y ya exasperada, preguntó: "¿Tengo que cruzar la calle para que me dejen inconsciente y volver al hospital para hacerme cirugía bajo el plan?" La compañía de seguros terminó pagando el anestesiólogo.

No hay nada más frustrante que escribirle a la compañía de seguros para apelar una decisión de rechazar un reclamo y que luego el consultorio del médico te acose por el pago. Esto le sucedió a April a pesar de que los copió en las cartas de apelación. El departamento de facturación del proveedor te amenazará con arruinar tu crédito o te dirá que hagas el pago ahora y permitas que la compañía de seguros te reembolse luego. Ninguna de esas acciones propuestas es una opción porque debes preservar tu crédito y hay tantos gastos no cubiertos que no puedes pagarle al proveedor y esperar el reembolso.

¿Qué puedes hacer para prevenir el estrés y la ansiedad causada por problemas financieros? Primero que todo, organiza tu sistema de archivado digital y de papel, para lidiar con la montaña de papeleo que recibirás. Hemos creado carpetas electrónicas y de papel separadas para facturas, declaraciones, facturas pagadas y una carpeta "para ser clasificado". La última es necesaria, ya que a veces no tienes la energía o el deseo de hacer la clasificación.

Muchos proveedores de atención médica, hospitales y compañías de seguros se han trasladado a la comunicación digital. Esa es la razón por la que creamos carpetas de archivos digitales, también hicimos copias de seguridad de los archivos en un disco duro externo o una unidad flash al menos una vez por semana. Adicionalmente, escaneamos nuestras tarjetas de seguro en caso de que alguien se olvidara devolverlos o peor aún las perdiéramos. Es una buena práctica mantener una lista de tus vacunas y otros tratamientos médicos estándar. Mantén una lista digital de tus procedimientos médicos y el proveedor asociado, hemos descubierto que es invaluable. El personal de la oficina del proveedor puede cargarlos fácilmente desde una unidad flash.

A continuación, reúnete con el defensor del paciente, representante de servicios financieros o trabajador social en la instalación de tratamiento, esta persona puede ayudarte a determinar la cobertura para tu plan de tratamiento. También puedes buscar ayuda en esta área con un trabajador social en la compañía de seguros o en el administrador de beneficios en tu trabajo. Finalmente, asegúrate de verificar las cosas como el pago por discapacidad y el permiso por enfermedad asignado. En el caso de April, su jefe clasificó el tiempo fuera de corto o largo plazo, y cada uno tenía diferentes planes de compensación.

No te preocupes si no puedes pagar los tratamientos o prescripciones. Hay muchos programas federales, estatales y locales para ayudar con los gastos. Además, los fabricantes farmacéuticos ofrecen programas para un costo reducido basado en tu situación financiera, edad y otros criterios. Adicionalmente, muchas organizaciones caritativas se centran en ayudar a las pacientes con cáncer de mama con finanzas y servicios. Por ejemplo, en la Iglesia de Phyllis, proporcionaron comidas, servicios de niñera y transporte para citas médicas. Una caridad con la que Phyllis trabajó, ayudó a los pacientes con cáncer pagando sus facturas eléctricas o su hipoteca.

Si vives en un área remota o los centros médicos de tu área no pueden proporcionar el tratamiento que necesitas o deseas, es posible que tengas que viajar. Si no puedes pagar la estancia en ese lugar, hay lugares donde puedes quedarte sin costo alguno. Por ejemplo, la Casa de Nick, headstrong.org/our-services/nicks-house, en las afueras de Filadelfia, se inició a través de la generosidad de la familia Colleluori. El costo está cubierto por recaudación de fondos y subvenciones, y no hay gastos para el paciente. Aquí hay varios sitios web en donde puedes encontrar ayuda:

- cancer.org/treatment/support-programs-and-services/patient-lodging/hope-lodge.html
- cancercare.org/
- cancer.org/treatment/support-programs-and-services/road-to-recovery.html
- patienttravel.org/

Otra organización que puede ser de ayuda es Flying Angels. Su alternativa de ambulancia aérea brinda servicios de transporte que no son de emergencia, en aerolíneas comerciales con pacientes acompañados por una enfermera de vuelo RN con experiencia. Ellos hacen las reservas y se encargan de todo el papeleo. Puedes obtener más información sobre los detalles de sus servicios en flyingangels.com.

Te sugerimos que verifiques si el hospital y sus proveedores asociados, aceptan tu seguro y cuáles serían los costos. Puedes elegir un hospital o proveedor diferente según tu cobertura y situación económica, ya que hay diferencias en los costos de hospitales y médicos. Además, muchos hospitales tienen orientadores de pacientes y miembros del equipo de servicios sociales que pueden ayudarte a encontrar ayuda financiera, también pueden organizar pagos que se ajusten a tu presupuesto. Puedes negociar un pago de bajo costo de hasta cinco dólares al mes, siempre y cuando pagues de manera constante y puntual. No te ofrecerán este arreglo, así que debes ser proactiva y preguntar.

**Lección:** NO debes retrasar ni evitar el tratamiento debido a problemas económicos, eres importante y existen recursos para ayudarte con el seguro y las finanzas. Organízate y obtén asistencia cuando la necesites.

# Capítulo 14: Preparándote para la Mastectomía

Nadie nos dio una lista de cosas que necesitas tener antes de someterte a una mastectomía. Descubrimos lo que necesitábamos por ensayo y error o ¿por qué nadie me lo dijo? Por lo que queremos ayudarte a organizarte y tener menos estrés.

Queríamos compartir una lista de cosas que debes comprar antes de la cirugía y enlaces de dónde puedes obtenerlas.

Qué sorpresa es descubrir que la camiseta o sudadera que empacaste para tu viaje a casa, está prohibida por la enfermera de alta. El médico o la enfermera te indicarán que no levantes los brazos por encima de la cabeza, especialmente si te extirparon los ganglios linfáticos. Por lo que tienes que traer una camisa suave con botones, pantalones con cintura elástica y zapatos sin cordones para el viaje a casa. Empaca ropa interior cómoda, pantuflas/mocasines con suela antideslizante, si no te gustan los calcetines antideslizantes del hospital, puedes traer de casa unos bonitos calcetines antideslizantes. No necesitas empacar un sostén, ya que tendrás vendajes y tal vez una banda elástica para mantenerlos en su lugar. Tal vez quieras comprar algunas camisolas para poder cambiarlas y lavarlas. Deja tus accesorios y objetos de valor en casa, no querrás perder algo que tiene valor sentimental o económico. Lleva tus revistas favoritas y tal vez el libro que estás leyendo en ese momento.

Hay varios tipos de reconstrucción, por lo que, si planeas someterte a una reconstrucción que incluye expansores, te sugerimos que compres una camisola diseñada para después de la cirugía. Sostiene los drenajes y el tamaño de los insertos de algodón se pueden ajustar a medida que se llenan los expansores, mientras te preparas para la reconstrucción. Puedes comprarlo en Damozelle. Camisola de recuperación de cirugía mamaria Amoena Hannah 2860 (damozelle.com).

Organiza la ropa que usarás cuando regreses a casa. Asegúrate de tener suficientes atuendos cómodos, especialmente camisas con botones al frente, sudaderas con cierre en el frente y pantalones de chándal o pantalones holgados. Es posible que quieras darte el gusto de comprar algunos pijamas con botones en la parte superior. Compra algunos alfileres/sujetadores grandes, ya que es posible que necesites fijar los drenajes a tu sostén quirúrgico, o el cordón que usaste para la insignia de tu empresa funciona muy bien. Hablando de drenajes, es posible que quieras cortar los bolsillos de la parte superior para poder colocar los drenajes en ellos. Adicionalmente, compra algunos guantes médicos para vaciar los drenajes y cambiar vendajes.

Después de la cirugía, se te indica que no mojes el área operada. Ambas recordamos habernos duchado con bolsas de basura sujetas con cinta adhesiva y funcionó relativamente bien, pero no fue la mejor solución. Sugerimos que compres una camiseta de ducha, tiene bolsillos para los drenajes y mantiene el área operada seca. Será más fácil de poner y mantendrá la zona quirúrgica más seca que las bolsas de basura. La Camisa de la Ducha Post-Cirugía, Ropa de Baño-Blanco-Pequeño/Mediano (wholesalepoint.com).

Quieres estar cómoda y proteger tus senos después de la cirugía, pero también quieres dormir bien por la noche. Una almohada en forma de corazón puede proteger el sitio de la cirugía o la axila. En la actualidad, es fácil comprar muchas cosas en línea por Amazon. Almohada Posquirúrgica para la Recuperación del Cáncer de Mama: Almohada de Mastectomía o Almohada Cardíaca: Cuidado Personal y de Salud (amazon.com).

A Phyllis le gustó la ayuda compasiva y experta que recibió en la tienda especializada en sostenes y rellenos posmastectomía. Puede que no tengas una tienda cerca de ti o que no te sientas cómoda con la atención personalizada. En ese caso, puedes pedir diferentes tipos de rellenos de brasier, sostenes, camisetas, pijamas y trajes de baño diseñados para pacientes posmastectomía de Amazon o Health Products for You. Suministros Post-

71

Mastectomía a la Venta: Sostenes de Mastectomía (healthproductsforyou.com).

Aunque el hospital te dará pequeñas pastillas de jabón, tal vez quieras traer las tuyas. Algunas mujeres recomiendan empacar toallitas húmedas para bebés para refrescarse. Empaca tu cepillo para el cabello y, si tienes el cabello largo, colas para el cabello, cintas para la cabeza o coleteros. Si vas a estar en el hospital más de una noche, también puedes llevar champú seco. El médico no te permitirá usar desodorante, ya que tendrás drenajes en las axilas, así que puedes dejar ese artículo en casa, también debes dejar las lociones y cremas corporales. El médico o enfermera enlistará estos elementos con una negativa mientras tengas puntos, ya que podrían causar una infección.

Es posible que recibas medicamentos para aliviar el dolor, como morfina o Vicodin, durante los primeros días después de la cirugía. Un efecto secundario de estos medicamentos es el estreñimiento. Toma nota de pedir un laxante si tu médico no te lo receta. También puedes preguntarle al médico, qué marca de laxante recomienda para uso en el hogar después de la cirugía. Los laxantes que están hechos principalmente de fibra natural son los más suaves y funcionan bien.

Probablemente tengas un termómetro y una bolsa de hielo en el baño de tu casa. Si no los tienes, te recomendamos que los compres antes de ir al hospital. Quieres poder alertar a tu médico si tu temperatura sube por encima de los 37 ªC. Además, la bolsa de hielo reducirá la hinchazón y las molestias, especialmente en la axila.

El cirujano no te permitirá conducir hasta que te quiten los drenajes. Para volver a conducir debes sentirte cómoda y segura al girar el volante, detenerte rápidamente y no estar tomando medicamentos narcóticos. Recuerda que el cinturón de seguridad se aprieta cuando te detienes rápidamente o presionas los frenos con mucha fuerza. Por lo que te sugerimos comprar una funda de piel de oveja para el cinturón de seguridad para proteger la zona de la cirugía. Puedes comprarlo en la tienda local de suministros para automóviles o en Amazon. Funda para Cinturón de Seguridad para Automóvil de Piel de Oveja y Lana Suave Australiana, Almohadilla para el Hombro del Cinturón de Seguridad para una Conducción más Cómoda, Compatible con Todos los Autos: Automotriz (amazon.com).

Tus amigos y familiares querrán ayudarte cuando regreses a casa. Así que organiza con tu cuidador principal, las comidas y las tareas domésticas durante las primeras semanas después de tu regreso a casa. Es más fácil organizar estas responsabilidades cuando te sientes bien. El sitio web lotsahelpinghands.com o una libreta ayudarán a monitorear a los voluntarios y sus tareas asignadas. A algunas personas les gusta asegurarse de tener sus comidas favoritas disponibles, por lo que las preparan y congelan antes de la cirugía.

Mientras planificas la ayuda, no olvides hacer una cita para cortarte el cabello y teñirlo si lo haces, tal vez pase un tiempo antes de que puedas volver a ir a la peluquería. También puedes pedir una manicura y pedicura o hacértela tu misma. Ten en cuenta que algunos equipos médicos recomiendan que no utilices esmalte de color o transparente durante la cirugía, mientras que otros solo permiten colores claros. La enfermera te dirá que quiere ver la piel debajo de las uñas como una forma de controlar tu estado mientras estás bajo anestesia, así que ten cuidado y usa el esmalte transparente.

Consigue un capturador, es fantástico para alcanzar cosas que están en lo alto o en el suelo. Debes tener cuidado de no provocarte lesiones mientras te recuperas, pequeñas herramientas como un capturador son ideales para esto. Son de bajo costo y están disponibles en una variedad de estilos en Amazon. Herramienta Alcanzador de Captura (amazon.com).

Un escritorio de regazo es otro artículo útil para las primeras semanas en casa. Tal vez quieras que sostenga tu teléfono, pero hay muchas opciones y precios en Amazon. HUANUO Escritorio de Regazo para Laptop, Notebook, MacBook, Tableta (amazon.com).

Tómalo con calma, la mastectomía es una cirugía importante. Si te lo tomas con calma, sanarás con seguridad y no habrá necesidad de tratamiento adicional o cirugía. Pero si te apresuras y haces las cosas demasiado pronto retrasarás el proceso de curación y puedes dañar la zona de la cirugía.

**Lección:** Como dice la frase de las Girl Scouts "Prepárate". Haz una lista de las cosas y los servicios que necesitarás y trabaja con un cuidador o un amigo para organizar y completar todo antes de ir al hospital. Eso te facilitará las cosas.

# Capítulo 15: Enfrentándote al Espejo
## *La Historia de Peggie*

En las semanas posteriores a la cirugía, cuando salía de la ducha al vestidor con espejos, mi mente inconscientemente repasaba una lista de verificación: dos ojos, una nariz, una boca, dos brazos, sin senos, sin pezones... La realidad del cáncer de mama te golpea diariamente. Finalmente, después de seis meses, después de que la cirugía reconstructiva estuvo completa, escuché a mi cerebro repasar la lista de nuevo: Dos ojos, una nariz, una boca, dos brazos, dos pechos, dos pezones y exhalé un silencioso suspiro de alivio. Puede que tuviese miedo, pero estaba entera otra vez.

La mayoría de las mujeres que se someten a una mastectomía, especialmente las más jóvenes, eligen hacerse una reconstrucción. Es una decisión propia hacerse una reconstrucción o convertirse en lo que otras se autodenominan, una *flattie*. Si eliges la reconstrucción, hay muchas opciones disponibles, el tratamiento contra el cáncer, el tipo de cuerpo y las preferencias personales determinan la mejor opción para ti. El tipo de reconstrucción más común es la cirugía de implantes, que normalmente se realiza por etapas. A algunas mujeres les colocan los implantes en el momento de la mastectomía, mientras que otras tienen un dispositivo temporal llamado expansor, que se cambia por un implante de silicona o de solución salina en una cirugía posterior. La siguiente etapa es la reconstrucción del pezón, algunos cirujanos salvan el pezón de la paciente y otros construyen el pezón con la piel que salvan. La ultima cirugía une el pezón, si es un pezón creado, el médico lo tatúa para darle un color natural.

Otra técnica de reconstrucción es la técnica de reconstrucción de tejido autólogo, en esta cirugía, se extrae grasa y piel de otra zona del cuerpo para reconstruir la mama, generalmente el tejido se toma de la espalda o las nalgas. Por lo que esta cirugía no requiere de expansores, aunque, el tiempo de recuperación es más largo con este proceso, que con la cirugía de implante.

También existe una técnica común en la reconstrucción autóloga que utiliza tejido del área del estómago. Hay variaciones en esta cirugía, algunas versiones toman el músculo, mientras que otras solo toman grasa y piel. El médico te hablará de algunas consideraciones, como la fuerza de tu abdomen, postura y flexibilidad después de la cirugía. Las pacientes han informado más dolor posquirúrgico en el vientre que en los senos. Los cirujanos plásticos indican que las pacientes no deben esperar pasar de una talla 18 a una talla 10 con esta cirugía.

Tal vez te preocupe que tu compañía de seguros no cubra la reconstrucción, pero puedes estar segura de que las compañías de seguros y Medicare están obligados a cubrir las cirugías plásticas relacionadas con la reconstrucción mamaria. Adicionalmente, en 1998 se aprobó la Ley de Derechos Sobre la Salud y el Cáncer de la Mujer para garantizar que estuviera cubierta.

A medida que investigamos este tema, descubrimos que hay mujeres de todo el mundo que quieren ver algo diferente cuando se miran en el espejo, no quieren una mastectomía conservadora de piel porque no desean una reconstrucción, tampoco consideran atractiva la técnica de mastectomía que deja piel para la reconstrucción. En cambio, quieren un cierre plano estético. En los métodos actuales, cuando no se realiza una reconstrucción, no se extrae el músculo pectoral, esto significa que el tórax de la paciente es plano en lugar de cóncavo, como lo eran las cirugías del pasado para las mastectomías radicales.

Cuando se les pregunta por qué abogan por un cierre estético plano, responden que no quieren someterse a más cirugías, estas mujeres están formando grupos y comenzando organizaciones sin fines de lucro para apoyar y abogar por un cierre plano estético para que sea una opción viable y saludable. Si te interesa esta opción, puedes consultar las siguientes organizaciones:

- Flatclosurenow.org
- Notputtingonashirt.org

*Flatties Unidas* tiene un grupo privado en Facebook. Puedes pedir unirte a él si estás interesada.

**Lección:** Se trata de brindar esperanza, rejuvenecer el espíritu, saber que no estás sola en ninguna elección quirúrgica y darte cuenta de que puedes y volverás a reír.

# Capítulo 16: Comprender la Quimioterapia, lo Que se Debe Hacer y lo Que No

Dependiendo del tipo y etapa del cáncer de mama que tengas, el médico puede recetarte quimioterapia. Este tratamiento se administra por una de tres razones: curar el cáncer, reducir los síntomas y prolongar tu vida. Los tratamientos han avanzado mucho en los últimos años, en el presente los tratamientos de quimioterapia son más específicos para todas las características de los pacientes.

Comencemos nuestra discusión explicando qué es la quimioterapia: Es la administración de un fármaco o casi siempre una combinación de estos, que se administran por las venas a través de un puerto. El puerto es un dispositivo médico que se inserta quirúrgicamente debajo de la piel con un tubo de plástico que lo conecta a la vena. El puerto puede permanecer en ese lugar hasta seis meses después de que termines el tratamiento, no se quita inmediatamente ya que algunas personas necesitan tratamientos adicionales. Generalmente, irás a un hospital o centro de tratamiento del cáncer para una cantidad específica de sesiones de tratamiento.

¿Cómo funciona? Primero describamos el cáncer y luego cómo la quimioterapia afecta el cáncer, la forma más sencilla de describir el cáncer es pensar en una célula, con el interruptor de encendido/apagado roto en la posición de encendido. Una célula normal se dividirá y al hacer esto, el interruptor de encendido/apagado de esa célula se apagará, hasta que la célula esté lo suficientemente sana como para dividirse de nuevo. Una célula cancerosa se divide en dos y con el interruptor de encendido/apagado atascado en "encendido" continúa dividiéndose. Esto crea muchas células enfermas que engullen recursos y desplazan a las células sanas. La quimioterapia evita que el cáncer crezca y viaje a otras áreas del cuerpo, pero dado que los medicamentos no conocen la diferencia entre las células cancerosas y las sanas, también evitarán que esas células se dividan. Desafortunadamente, las células de la médula ósea, el tracto digestivo, las uñas y los folículos pilosos son más sensibles a los medicamentos de quimioterapia, ya que se dividen rápidamente. Por lo que produce los efectos secundarios de náuseas, fatiga y pérdida de cabello, pero puedes tener la seguridad de que estos efectos secundarios son temporales, te sentirás más fuerte, el malestar estomacal o los vómitos desaparecerán y tu cabello volverá a crecer.

Ahora ya sabes qué es y cómo funciona. Si el médico te recomienda quimioterapia, aún tendrás muchas preguntas, algunas de las primeras probablemente sean: ¿Por qué necesito quimioterapia? ¿Es para curar mi cáncer? ¿Necesitaré cirugía y quimioterapia también? ¿Es para evitar que el cáncer se propague o para evitar que regrese? ¿Cuál es el nombre de el o los fármacos, y cuáles son los efectos secundarios?

Una vez que el médico te explique por qué está recetando quimioterapia, querrás saber cómo, dónde y durante cuánto tiempo recibirás los tratamientos. El médico te recomendará el hospital o centro de tratamiento y una fecha de inicio sugerida. No te olvides de verificar tu cobertura antes de comenzar, asegúrate de que la instalación está en incluida en tu plan y qué porcentaje del costo se pagará. Adicionalmente verifica el monto del copago del que serás responsable en cada visita y el deducible del año. Si no tienes seguro, consulta con el administrador del establecimiento o el trabajador social para que te ayuden a encontrar una guía para los pagos.

El proveedor de atención médica en el centro te explicará los medicamentos que recibirás y el horario, también te dirá cuánto durará cada tratamiento. Muchas instalaciones te permiten traer a un familiar o amigo para que te acompañe el día del tratamiento, algunos ofrecen películas y libros para entretenerte mientras recibes la quimioterapia. Por ejemplo, uno de los familiares de Phyllis recibió tratamiento de quimioterapia en un importante hospital de Filadelfia. Phyllis fue el familiar que le dio apoyo y ambos recibieron tratamientos de masaje Reiki el día del tratamiento de quimioterapia. El Reiki es una medicina complementaria japonesa que transfiere energía curativa a través de las manos del practicante para generar sanación emocional y psicológica. Otras instalaciones proporcionan mitones y botines fríos para reducir los efectos en las uñas, adicionalmente puedes empacar un bolso o una mochila para llevar los artículos que encontramos, que te darán comodidad y algo para mantenerte ocupada durante los tratamientos:

- Un suéter o sudadera (con botones o cremallera en la parte delantera para acceder a tu puerto)
- Un sombrero, bufanda o gorro (es posible que tu cabeza esté calva por el tratamiento)
- Un gorro frío (Los gorros fríos son muy ajustados, rellenos con un gel o líquido frío y se usan durante las infusiones de quimioterapia. La FDA descubrió que entre el 50% y el 66 % de las mujeres que los usaron vieron una reducción en la pérdida de cabello. Lo puedes alquilar o comprar si no está dentro de tu presupuesto)
- Una de tus mantas y almohadas preferidas
- Pantuflas o calcetines cómodos
- Una botella de agua, jugo y bocadillos
- Pasta de dientes, cepillo de dientes y enjuague bucal
- Goma de mascar o mentas con xilitol (para la boca seca)
- Smartphone o reproductor de música y auriculares
- Tu música favorita o archivos de meditación
- Libro o revistas

- Crucigramas o juegos
- Tableta (para juegos o libros digitales)
- Un juego de cartas
- Material de artesanía (tejido, ganchillo, bordado u otro proyecto pequeño)
- Tu diario para notas y registros médicos
- Tarjetas de agradecimiento y un bolígrafo para escribir mientras esperas
- Bálsamo labial
- Crema de lidocaína, vendaje y cinta adhesiva para el lugar de la infusión IV (preguntar al médico)
- Un balde o una bolsa de plástico en caso de que sientas náuseas de camino a casa.

Debes tener una dieta saludable y obtener tus vitaminas y minerales de forma natural, pero en la actualidad muchas personas no consumen suficientes frutas, verduras y otros alimentos saludables. Adicionalmente otras personas sufren de alergias alimentarias, por eso hay tantas personas que toman vitaminas y suplementos.

Algunas vitaminas y suplementos son beneficiosos, pero algunos no se pueden mezclar con los medicamentos de quimioterapia y pueden causar efectos secundarios o afectar de forma negativa la eficacia del tratamiento. En la actualidad existen más de 100 medicamentos para la quimioterapia. Si el médico te receta quimioterapia, es esencial hablar sobre las vitaminas y los suplementos que tomas, con el médico y un nutricionista con experiencia en el tratamiento del cáncer, si el centro de atención médica provee uno. Te pueden proporcionar listas de vitaminas y suplementos que debes tomar y los que debes evitar con cada medicamento o combinación de medicamentos, además de las vitaminas y los suplementos, hay alimentos que debes comer y otros que debes evitar.

Ya sea que estés comiendo en casa o en un restaurante, ten en cuenta las especias en los alimentos. Al igual que las vitaminas y los suplementos, los alimentos pueden afectar el tratamiento.

La quimioterapia puede causar una condición llamada mielosupresión, que puede hacer que el médico limite o pause el tratamiento, también puede ser un efecto secundario potencialmente mortal. ¿Qué es la mielosupresión y qué sucede si ocurre? La quimioterapia puede dañar la médula ósea, lo que provoca problemas en las células sanguíneas, ya que los glóbulos rojos, los glóbulos blancos y las plaquetas se crean en la médula ósea, por lo que el daño o la pérdida de estos elementos sanguíneos provoca una variedad de complicaciones. En primer lugar, los glóbulos rojos tienen una proteína transportadora de oxígeno llamada hemoglobina, cuando pierdes estas células, te vuelves anémico y sufres fatiga, también puedes sufrir otros síntomas como dificultad para respirar, dolor de cabeza, mareos, desmayos o latidos cardíacos irregulares.

Las plaquetas de la sangre permiten que la sangre se coagule, así que, si experimentas un recuento bajo de plaquetas, puedes desarrollar hematomas fácilmente, tomar mucho tiempo para formar un coágulo o incluso sufrir una hemorragia. Adicionalmente, puedes experimentar dolores de cabeza, hemorragias nasales, encías sangrantes y períodos abundantes, también hay efectos secundarios graves, como vómitos o heces con sangre, que es un signo de hemorragia interna.

Un impacto común es una menor producción de un tipo de glóbulos blancos llamados neutrófilos. Supongamos que la quimioterapia provoca una pérdida o una producción insuficiente de estas células, en ese caso, tu sistema inmunológico está comprometido y entonces es vulnerable a la infección, además, tus células B son la fuente de anticuerpos, su pérdida o deterioro puede conducir a una inmunidad baja y una respuesta deficiente a las vacunas.

Diferentes medicamentos de quimioterapia o combinaciones de estos afectan la producción de células sanguíneas de diferentes maneras. Si bien nuestra investigación encontró que la mayoría de los efectos secundarios experimentados no ponen en peligro la vida, ciertamente afectan tu calidad de vida, por lo que, te recomendamos que hables con el oncólogo sobre el tipo de quimioterapia que recibirás y los posibles efectos secundarios. Juntos pueden sopesar los beneficios y los riesgos.

Tu nivel de actividad durante la quimioterapia dependerá de qué tan cansada o enferma te sientas. El ejercicio, especialmente el ejercicio aeróbico, puede reducir el estrés, la ansiedad y ayudarte a sentirse con más energía. Pero no te esfuerces demasiado, si te sientes enferma o agotada, no hagas ejercicio, en vez de eso, tómate un tiempo para descansar y recuperarte. Si haces ejercicio, los expertos dicen que necesitas al menos treinta minutos tres veces a la semana, Phyllis va al gimnasio todos los días para hacer ejercicio en la máquina elíptica y levantar pesas. Así que cuando haga buen tiempo, disfruta de un paseo por el parque o por un sendero natural.

El ejercicio libera una sustancia química en el cerebro llamada endorfinas, este químico te ayuda a mejorar tu perspectiva y calidad de vida. Tener actividad física durante la quimioterapia puede ayudarte con el quimiocerebro o la niebla mental, también puedes dormir mejor por la noche y reducir los efectos secundarios. Adicionalmente los resultados de la investigación muestran que el ejercicio puede aumentar tu inmunidad y reducir el riesgo de que el cáncer regrese, todas estas son buenas razones para incluir la actividad física en tu horario. Lee *Viviendo a Través del Cáncer de Mama* por Carolyn M. Kaelin, M.D., M.P.H. si necesitas algunas actividades de ejercicio en interiores. El libro tiene un capítulo completo sobre ejercicios con gráficos e instrucciones para cada uno. También hay DVD disponibles en línea, o puedes ver videos gratuitos en YouTube.

¿Sabes lo que es el quimiocerebro? Es lo que los pacientes con cáncer llaman problemas de pensamiento y memoria, experimentados durante la quimioterapia. Al momento de escribir este artículo, los investigadores no tienen ninguna evidencia científica que determine la causa, un pequeño estudio de la UCLA sugiere que los medicamentos de la quimioterapia pueden afectar los nervios del cerebro, otro estudio indica que la quimioterapia puede afectar indirectamente el sistema inmunológico, afectando el cerebro. El quimiocerebro no está relacionada con la edad, sexo o un tipo particular de cáncer. Dicho esto, es posible que los medicamentos de la quimioterapia no sean la causa del problema, también podría estar relacionado con la falta de sueño, la fatiga, la medicación, el envejecimiento o cualquier otro factor.

No te alarmes si experimentas el quimiocerebro. Arash Asher, M.D. del Centro Médico Cedars-Sinai, descubrió que alrededor del 75% de los pacientes de quimioterapia experimentan este efecto secundario. El Dr. Asher afirma que generalmente desaparece alrededor de los 6-9 meses después de terminar los tratamientos de quimioterapia. Después de completar la quimioterapia, puedes probar el té verde descafeinado y el Ginkgo Biloba, que según las personas son útiles, el té verde viene en de forma tradicional y viene concentrado para colocarlo en agua, asegúrate de no tomar té verde durante la quimioterapia ya que la contrarrestará. Consulta con el médico antes de tomar Ginkgo Biloba, tal vez tengas una condición médica o medicamentos que prohíban su consumo.

Un hospital o centro de tratamiento del cáncer cercano, puede ofrecer un programa de rehabilitación, bienestar y resiliencia para ayudar a los pacientes a sobrellevar los efectos del quimiocerebro. Además, los síntomas mejorarán a medida que tu dieta y actividad vuelvan a la normalidad.

Es esencial que te protejas de infecciones durante la quimioterapia, por esta razón, debes mantenerte alejada de las personas enfermas. Los médicos y enfermeras también recomiendan especialmente evitar las multitudes, ya que los gérmenes pueden propagarse más fácilmente en grupos grandes y aumentar el riesgo de infección. Lleva siempre gel antibacterial, ya que puede que no estés cerca de agua y jabón. También nos gusta tener toallitas desinfectantes con nosotras todo el tiempo, odiamos mencionarlo, pero vemos que muchas personas NO se lavan las manos después de ir al baño, por lo que, usamos las toallitas en la manija de la puerta. También nos gustan para lugares como ascensores, escaleras mecánicas y teclados de cajeros automáticos, la quimioterapia puede debilitar tu sistema inmunológico, por lo que es fundamental que lo protejas.

También debes tener cuidado al realizar actividades de cuidado personal, como afeitarte, hacerte la manicura y la pedicura. Cepillarte los dientes puede no ser una acción que te venga a la mente cuando piensas en una infección, pero los gérmenes pueden entrar en las encías y causar diversas enfermedades, por lo tanto, cepíllate los dientes suavemente al menos dos veces al día y usa un cepillo de dientes nuevo cada tres meses o menos. Ten cuidado con el enjuague bucal si desarrollas llagas en la boca porque puedes agravarlas. Y, por último, tal vez quieras usar una mascarilla en áreas como el hospital o el consultorio médico para protegerte de otras enfermedades.

Tus amigos pueden preguntarte si es seguro que te visiten mientras recibes quimioterapia, claro que es seguro que familiares y amigos pasen tiempo contigo. Ten en cuenta que los cuidadores, los visitantes y tú, deben tener cuidado de no entrar en contacto con fluidos corporales como vómitos, orina o heces durante los primeros días posteriores al tratamiento. Al limpiar deben usar guantes y lavarse las manos con agua tibia y jabón durante al menos veinte segundos. ¿Cómo sabes si has llegado a los veinte segundos? Cante la canción *Feliz Cumpleaños* o *Rema, Rema, Rema Tu Bote* dos veces.

Es posible que te estés preguntando no solo sobre los efectos a corto plazo, sino también sobre los efectos a largo plazo de la quimioterapia. Uno de los efectos secundarios que pueden ser permanentes, es el impacto sobre las hormonas producidas por los ovarios, si tienes poco más de cuarenta años o menos, pregúntale al médico acerca de este impacto porque la quimioterapia puede causar una menopausia prematura o afectar tu capacidad para concebir un bebé. Otro efecto a largo plazo puede ser el aumento de peso.

Ahora es de conocimiento común en la comunidad médica que la quimioterapia está causando problemas cardíacos, por lo que, los médicos ahora recomiendan que todas las personas que comienzan la quimioterapia consulten a un cardiólogo oncológico, ellos tendrán un cuidado especial para prevenir problemas cardíacos. Adicionalmente, el médico te ordenará varias pruebas antes de administrar estos medicamentos para asegurarse de que no tengas problemas cardíacos preexistentes. En casos extremadamente raros, también se ha producido leucemia. Supongamos que este tratamiento se recomienda para tu tipo de cáncer, en ese caso, el médico y tú compararán los riesgos con los beneficios.

Es natural sentirte asustada, preocupada y deprimida cuando se te diagnostica una enfermedad potencialmente mortal, además, la quimioterapia y sus efectos secundarios pueden afectar tu estado de ánimo y perspectiva, las terapias complementarias como el yoga, la visualización guiada, la acupuntura y la aromaterapia son útiles para esto. Si sientes que necesitas más ayuda para sobrellevar la situación, consulta a un terapeuta o infórmale a tu médico, ellos pueden recetarte algo para ayudarte a manejarlo.

**Lección:** Haz preguntas para poder trabajar con tu equipo médico y tomar el control. Participa en tu plan de tratamiento y haz cosas que reduzcan los efectos secundarios y te ayuden a recuperarte.

# Capítulo 17: Pero Debes De Comer Algo

Durante la quimioterapia, muchas personas tienen pocas ganas de comer, eso es porque la quimioterapia es algo brutal. Los efectos secundarios varían según el régimen y la reacción del cuerpo al tratamiento, los impactos en tu cuerpo pueden sentirse absolutamente horribles, pero puedes tener la seguridad de que son temporales. Peggie ha estado dirigiendo campamentos contra el cáncer desde 1999 y comparte amablemente enfoques sobre la comida y la alimentación que ha descubierto que funcionan. Siéntete libre de compartir su información, y no hay necesidad de dar créditos, si es posible, incluye a un nutricionista especializado en el cuidado del cáncer en tu equipo médico. Adicionalmente, consulta con la enfermera o el navegador de pacientes, ya que sus servicios generalmente están disponibles y son pagados por tu seguro, por último, consulta con la compañía de seguros para asegurarte de que esté cubierto.

Aunque las películas y la televisión a menudo representan a mujeres que sufren vómitos y diarrea severos, no todas tienen esa reacción. Si tienes náuseas, prueba un poco de jengibre natural raspado o ginger ale, ya que puede ayudar a calmar el malestar estomacal, también puedes tratar de calmar el malestar con algunas galletas saladas, arroz y avena, ya que son suaves. Hemos conocido a algunas mujeres que usan bandas para el mareo para ayudar a controlar las náuseas y el malestar estomacal, mientras que otras mujeres han encontrado alivio con la acupuntura, que también es útil para el dolor y otros síntomas.

Escucha a tu estómago, si experimentas episodios de malestar estomacal extremo, infórmale a la enfermera o médico de quimioterapia. Afortunadamente, existen muchos medicamentos nuevos en el mercado que te ayudarán a sentirte mucho mejor.

A veces, la quimioterapia puede hacer que desarrolles ampollas en la boca y probablemente lleguen hasta la garganta, las ampollas hacen que sea extremadamente incómodo comer y mucho más disfrutar de la comida, así que prueba algunos batidos, se tragan fácil porque son fríos y cremosos. Prueba batidos con fruta fresca, excepto las naranjas y la piña, ya que tienen un alto contenido de ácido cítrico. Los batidos son nutritivos y deliciosos, y puedes encontrar una gran variedad de frutas durante todo el año. Otra forma de ayudar con esas dolorosas llagas en la boca durante la quimioterapia es beber bebidas heladas o comer paletas heladas.

Se sabe que la quimioterapia deja un sabor metálico en la boca y la cubertería puede maximizar ese sabor metálico, así que intenta cambiar a cuchillos, tenedores y cucharas de plástico, porque los utensilios de plástico no aumentan el sabor metálico y tendrás más posibilidades de disfrutar de tu comida. También puedes probar los consejos de algunas campistas que nos dijeron que les gusta la comida picante, porque ayuda a enmascarar el sabor metálico. Consulta con tu oncólogo o nutricionista ya que algunos alimentos picantes afectan ciertas combinaciones de quimioterapia.

La sensibilidad a los olores también puede dificultar que disfrutes de una comida, por ejemplo, tal vez hayas sentido hambre y le hayas pedido a un amigo o familiar que te prepare algo para comer, este te sugiere uno de tus platos favoritos, todo suena delicioso, y estás esperando ansiosamente. Pero desafortunadamente, el olor de la comida que está cocinando puede provocarte náuseas incluso antes de que la traigan. Si estás sensible o sientes náuseas por el olor de la comida, trata de no cocinar en tu casa, tal vez puedas preguntarle a un vecino si tu familiar o amigo que está preparando la comida puede usar su cocina. Una de las vecinas de Phyllis tenía esta sensibilidad además de tener un horario completo, por lo que, por varios meses, Phyllis entregó comidas completas listas para servir para la familia el día de la quimioterapia.

Aquí tienes un consejo importante: no permitas que los miembros de tu familia llenen demasiado tu plato. Si tu cuidador bien intencionado pone un plato lleno de comida frente a ti, puede parecer tan abrumador que ni siquiera puedes comenzar a comer. Así que, pídeles que pongan una porción pequeña en tu plato, si terminas ese plato y quieres más, pide otra porción.

A muchas campistas les ha resultado útil comer cinco o seis comidas pequeñas. Si intentas ese enfoque, asegúrate de que esas comidas pequeñas sean parte de una dieta equilibrada, la gente te dirá que comas verduras, pero las frutas y los frutos secos también son importantes. Incluso los nutricionistas de los atletas olímpicos recomiendan una variedad de alimentos, incluidos vegetales, frutas, nueces, semillas y brotes. Una dieta que contenga estos alimentos proporcionará los aminoácidos "esenciales" para ayudar a tu cuerpo a generar las proteínas y desarrollar las células para recuperarte.

No te preocupes si solo quieres sándwiches de queso, budín, gelatina o té caliente, a veces, anhelamos algo de comida reconfortante, ya que se digiere muy bien en nuestros estómagos. Hablamos de un plato o bol de puré de patatas, macarrones con queso, algo de pasta o una tortilla. Si tienes antojo de un alimento en particular, entonces cómetelo, es posible que quieras bistec o hígado todo el tiempo, tal antojo podría ser un signo de una deficiencia de vitaminas, así que cómelo, pero también infórmale a tu médico y nutricionista. Pueden cambiar sus recomendaciones de dieta, o pueden recomendar algunos suplementos.

Hemos aprendido que es fundamental hidratarse con frecuencia, así que bebe mucha agua, trae una botella de agua contigo todo el tiempo. El oncólogo te dirá que eliminar todas las toxinas del cuerpo es esencial para tu recuperación. Los nutricionistas y sobrevivientes a menudo mencionan Gatorade, Pedialyte y sopa de pollo, son los viejos confiables ¿y sabes por qué? Porque funcionan.

Un miembro de la familia o del equipo puede sugerir a los simpatizantes que aportan una comida, que la entreguen en un recipiente desechable o uno que no necesita ser devuelto, de esa manera no tienes que averiguar qué contenedor pertenece a quién y cómo hacer los arreglos para devolverlos. Si te sientes demasiado enferma para ser una buena anfitriona, pídeles que dejen la comida en la puerta principal y si te apetece tener compañía, invita a los invitados a sentarse contigo mientras comes. Una conversación animada sobre algo que sucede en el "mundo real" mejorará tu estado de ánimo y hará que la visita sea especial.

Estoy segura de que recuerdas a tu dentista diciéndote que te cepilles después de cada comida. Mientras recibes quimioterapia, cepillarte es más importante que nunca, eso se debe a que la quimioterapia filtra el calcio de los dientes y los huesos. Además, no quieres someterte a una cirugía oral durante o después de la quimioterapia si puedes evitarla, así que, cepíllate los diente, usa un poco de pasta dental y enjuague bucal protectores del esmalte para mayor protección.

**Lección:** Tómalo con calma, bebe muchos líquidos y recuerda comer algo, ya que pueden pasar meses antes de que puedas disfrutar de un delicioso pescado o un gran bistec con papas fritas, pero, créenos que ese día llegará.

# Capítulo 18: No Olvides Reír
## *La Historia de Peggie*

Nunca olvidaré la mirada en el rostro de mi esposo cuando la enfermera abrió la cortina del hospital para decir: "Hola, soy Sally. Soy enfermera quirúrgica y hoy estaré en la sala de operaciones con usted. ¿Tiene usted alguna pregunta?" A veces, estas enfermeras son demasiado alegres para mí, así que, con mi dedo índice, la indiqué hacia mí. Susurré: "Dr. Halpern dice que me va a hacer los pezones y las areolas con el exceso de piel debajo del brazo. Si lo ves cortando cerca del vello de la axila, quiero que lo detengas porque te perseguiré si me despierto con los pezones peludos. ¿Puedes recordar eso? No lo olvidarás, ¿verdad?" Ella asintió con seguridad y rápidamente salió de la habitación. Un momento después, el Dr. David Halpern entró riéndose y me dijo que dejara de asustar a las enfermeras. Antes de mi cirugía doble M, tenía este cabello que me volvía loca, no pensé que tendría que quitarme todo el seno para deshacerme de él, y no quería recuperarlo después de todo lo que había pasado. Afortunadamente, el Dr. Halpern sabe que estoy loca y usar el humor para lidiar con esta horrible enfermedad es mi forma de sobrellevar la situación.

Después de una de mis lumpectomías, estaba en el postoperatorio cuando cuatro de mis amigos entraron vestidos con pelucas, anteojos de pedrería, tiaras, boas rosas y brillantina por todas partes, le habían hecho compañía a mi esposo durante mi cirugía y tenían toda la sala de espera alborotada. Finalmente, las enfermeras se rieron y todos se sintieron mejor, especialmente yo.

Una vez, una amiga nuestra, Pamela, fue a hacerse una biopsia. El grupo que le hacía compañía a su esposo, habíamos hecho una tarjeta de broma, luego le pedimos a las enfermeras que se la llevaran para que la leyera mientras esperaba para entrar a cirugía. En varias ocasiones, como grupo, usábamos aretes de Troll solo para reírnos, por lo que, enviamos un montón de pendientes de Troll para que los usen las enfermeras de la sala de recuperación. Cuando Pamela salió de la anestesia pensó que se estaba volviendo loca porque todas las enfermeras llevaban aretes de Troll, luego se echó a reír y dijo: "Las metieron en esto, ¿verdad?" Ella sabía que estábamos allí y que todo iba a estar bien.

Escuché decir que la risa es la mejor medicina, y los demuestran que es cierto. Por supuesto, no es fácil reírte cuando estás pasando por los efectos del cáncer y los efectos secundarios del tratamiento. Los amigos y seres queridos pueden ayudar a reducir el estrés y la ansiedad que puedas sentir, al incorporar el humor en tu vida. Los estudios muestran que la risa en realidad crea cambios físicos en tu cuerpo, te relajas y eso alivia la tensión muscular, se ha descubierto que la frecuencia cardíaca y la presión arterial aumentarán temporalmente. Esto se debe a que la risa hace que la respiración se vuelva más profunda, lo que hace que el oxígeno fluya rápidamente a través del torrente sanguíneo, aumentando la circulación, también hace que el cerebro libere endorfinas, que son los analgésicos de la naturaleza.

A veces, no tienes ganas de reír y lo finges, pero pronto se convierte en una risa real. Es genial tener un sistema de apoyo fuerte y amigos cuyas travesuras te hacen reír, así que tenemos algunas sugerencias que pueden traer algo de risa a tu vida en cualquier momento:

- Puedes ver películas divertidas, dibujos animados o viejos videos familiares de momentos alegres.
- Leer la tira cómica en el periódico o en línea.
- Leer chistes en línea o en un libro.
- Tratar de escribir sobre algo divertido que sucedió ese día como una anécdota. Por ejemplo, Phyllis recibió terapia con yodo radiactivo para su cáncer de tiroides y escribió sobre cómo el técnico con el contador Geiger se parecía a Darth Vader con el equipo de protección.
- Dibujar algo gracioso.
- Juega algo divertido con familiares o amigos.
- Los hijos de Lynn crearon una obra de teatro divertida para ella y todavía se ríe cuando lo recuerda.

**Lección:** El hecho de que estés luchando contra el cáncer no significa que debas estar cabizbaja todo el tiempo o que la gente deba caminar de puntillas y hablar en susurros alrededor de ti. Trata de buscar el lado bueno de las cosas y recuerda reírte, tener una buena risa "desde el estómago", es una gran medicina.

# Capítulo 19: El Poder del Pensamiento Positivo
## *La Historia de Phyllis*

Cuando me diagnosticaron cáncer de mama, Chuck, mi compañero de trabajo me invitó a almorzar y me contó una historia sobre cómo superó el cáncer terminal. Le habían diagnosticado cáncer en varios órganos y el oncólogo le dijo que lo trasladarían a una sección del piso del hospital con otros pacientes terminales donde estaría más cómodo. Chuck estaba decidido a que no iba a ser una víctima y morir, así que llamó a su esposa y ella hizo arreglos para que lo transfirieran al MD Anderson Cancer Center en Houston, Texas. Chuck se sometió a una cirugía y recibió altas dosis de quimioterapia, por lo que tuvo un aspecto terrible durante unos meses. Algunas personas en la oficina me dijeron que pensaban que podría caerse y morir porque estaba muy flaco y pálido, pero Chuck estaba decidido no solo a sobrevivir sino a prosperar. Recuperó su fuerza y 30 años después, todavía está libre de cáncer y disfruta de un gran éxito en su vida personal y profesional.

Mi cirujano plástico estuvo conmigo durante múltiples cirugías, infección por MRSA, muerte de la piel en uno de mis senos y un accidente de bote que aplastó un implante. Me dijo que tenía pacientes que tenían menos desafíos pero que morían porque sentían que eran víctimas del cáncer y que no sobrevivirían, pero al igual que Chuck, siempre tuve una actitud positiva y mi cirujano cree que una actitud positiva marca la diferencia en la probabilidad de supervivencia.

El cáncer puede afectarte emocionalmente, algunos días te sentirás bien y que vas a ganar la batalla, pero en otros, estás deprimida y sientes que es una colina demasiado grande que escalar y eso es normal. Si tu depresión dura más de dos o tres días, necesitas hablarlo con tu médico, tal vez necesites medicamentos o asesoramiento para ayudar con el estrés.

Los medicamentos y el apoyo profesional, como un consejero o un grupo de apoyo dirigido por un profesional, pueden ayudarte con tus emociones. Una vez que tengas todo esto, debes crear un plan personal y desarrollar hábitos diarios para ayudarte a tener la mejor oportunidad de recuperación.

Para una mayor oportunidad de un resultado exitoso, debes desarrollar las habilidades para construir tu Inteligencia Emocional (conocida como cociente emocional o EQ). ¿Qué es el EQ? No tiene nada que ver con las pruebas de inteligencia que tomaste en la escuela. La Inteligencia Emocional es la capacidad de comprender, usar y manejar tus propias emociones de manera positiva. Desarrollar tu inteligencia emocional te ayudará a aliviar el estrés y superar desafíos como los que enfrentas cuando tienes cáncer, también puede ayudarte a comunicarte de manera efectiva, relacionarte con otras personas y resolver conflictos. Es fundamental para ganar la batalla contra el cáncer y lograr tus objetivos personales y profesionales, otro beneficio del EQ es la ayuda con los vampiros emocionales que aparecerán durante tu trayecto por el cáncer. Estas personas convierten rápidamente una consulta sobre ti o una visita, en una conversación sobre ellos y drenan tu energía. Una de las habilidades básicas del EQ es la autorregulación, por lo que cuando lleguen los vampiros o la gente te ofrezca consejos no deseados, respira hondo y piensa en cómo quieres manejar la conversación. Es posible que debas practicar decir que no o insistir en cambiar la conversación.

Las personas que tienen un EQ alto se auto-motivan. Si eres procrastinadora, esfuérzate por tomar medidas y concentrarte en tu objetivo a largo plazo de no solo sobrevivir sino también en prosperar. Haz listas, date premios por las actividades que realices, no tiene que ser dinero, quizás te permitas un baño relajante en una tina con música suave de fondo.

La cuarta habilidad básica es la empatía, es la capacidad de reconocer los sentimientos, deseos y necesidades de los demás. Es difícil concentrarte en los demás cuando estás batallando contra el cáncer. Pero un momento para escuchar sobre su día, sus desafíos o una pequeña muestra de agradecimiento contribuye en gran medida a mantener la relación.

Por lo tanto, desarrolla tu Inteligencia Emocional (EQ) y estarás en camino hacia los beneficios a largo plazo de la salud, la curación y el éxito.

Debes creer que te recuperarás, sin importar qué religión practiques o si crees en el poder del universo o en el apoyo de familiares y amigos como un poder más grande que tú, debes tener la fe y la creencia de que puedes ganar la batalla contra el cáncer.

Se ha escrito mucho sobre el poder de la fe y la creencia en un resultado positivo. De hecho, la clase de la Universidad de Yale con la inscripción más alta es sobre positividad y bienestar impartida por Laurie Santos, Ph.D. Ahora se ofrece GRATIS en línea en Coursera.org. ¡Te insto a que tomes la clase en línea ya que es una experiencia gratificante y es GRATIS! Aquí hay algunas cosas del curso de la profesora Santos que puedes comenzar a hacer hoy:

- Saborea tus momentos de alegría, inspiración, diversión, amor, gratitud y asombro.
- Realizar actos de bondad al azar.
- Mantén un diario de gratitud.
- Haz ejercicio todos los días.
- Haz una nueva conexión social por día.
- Medita diariamente.

- Duerme 8 horas diariamente.
- Escríbele una carta de agradecimiento a alguien y entrégasela en persona a menos que sea imposible debido a la distancia. Es increíblemente efectivo para ambas personas cuando se entrega en persona. Lo hice, y tanto el destinatario como yo lloramos de alegría y gratitud.

¿Quieres más pruebas de que funciona? Aquí tienes algunos ejemplos: cuando me diagnosticaron cáncer de mama, una amiga me regaló el libro *Amor, Medicina y Milagros* del Dr. Bernie Siegel. En su libro, el Dr. Siegel habla de pacientes extremadamente enfermos que no se esperaba que vivieran pero que se recuperaron. En su libro *Muriendo por Ser Yo*, Anita Moorjani habla sobre su batalla contra el cáncer y cómo le dieron solo unas horas de vida, pero ahora está completamente recuperada. La Universidad Johns Hopkins y la Universidad de Pensilvania continúan realizando investigaciones sobre el impacto de la fe y una actitud positiva en el resultado de la enfermedad. Hasta ahora, los estudios muestran que hay un impacto positivo significativo, puedes leer más sobre esto en *El Poder Curativo de la Fe* por el Dr. Harold G. Koenig M.D.

A todos nos pasan cosas malas, algunas personas se derrumban, mientras que otras se recuperan con más fuerza que nunca, con nuevos conocimientos y un sentido de propósito. ¿Qué hace la diferencia? Los estudios científicos han encontrado que una actitud positiva alimenta la resiliencia y desarrolla la salud física, cuando desarrollas una positividad sincera, abres tu mente a posibilidades nuevas y diferentes. Una actitud positiva detendrá la espiral descendente y te llevará a un terreno mejor, también te abrirá los ojos y te ayudará a obtener un punto de vista optimista. La proporción ideal de pensamientos positivos a pensamientos negativos es de 4 positivos a 1 negativo. El punto de inflexión y tus objetivos deben ser 3 pensamientos positivos a 1 negativo.

Meditar, caminar en la naturaleza y observar cosas que te asombren, pueden ayudarte a volver a la normalidad. También puedes investigar o probar algo nuevo como el arte, la música, la repostería o estudiar un nuevo idioma, prueba lo que te interese, esto mantendrá tu atención fuera de la enfermedad y puedes iniciar una carrera completamente nueva. Reduces la negatividad al dejar de pensar constantemente las cosas una y otra vez. Verifica los hechos y cuestiona el pensamiento negativo. Conviértete en alguien más consciente, es una habilidad. El Dr. Rudy Tanzi de la Universidad de Harvard puede ayudarte a desarrollarla, tiene programas gratuitos y de bajo costo. Puedes comprar su libro *El Súper Cerebro: Desatando el Poder Explosivo de Tu Mente Para Maximizar Tu Salud, Felicidad y Bienestar Espiritual* en Amazon. Puede ayudarte a identificar y eliminar lo que te hace pensar negativamente, también puedes aprender a tratar con personas negativas limitando el contacto con ellas. Mira la situación de otra manera, tal vez puedas mostrar aprecio por sus atributos positivos y cambiar tu perspectiva de ellos, piensa en que maneras esta persona te ofrece una lección.

Siempre llevo un libro conmigo a las citas, es sorprendente cuánto puedes aprender durante esos tiempos de espera generalmente aburridos. Algo grandioso que recomiendo leer es *Positividad* de Barbara Fredrickson, Ph.D., proporciona evidencia sobre cómo una actitud positiva cambia la forma en que funciona tu mente. Aumenta la cantidad de posibilidades que ves, esas posibilidades tienen un efecto no solo en el día de hoy, sino también en el curso de tu vida. Me encanta que explique cómo recuperarse de los desafíos y crear una nueva vida, porque no hay líneas rectas, pero ella explica que llegarás a tu destino y serás más feliz a pesar de los giros y vueltas de tu viaje.

**Lección:** Mantente positiva, hay una conexión mente-cuerpo, así que quieres que tu cerebro envíe mensajes curativos a tu cuerpo porque te ayudará a superar los momentos difíciles.

# Capítulo 20: Aprender a Pedir Ayuda
## *La Historia de Phyllis*

Pedir ayuda después de que me diagnosticaron cáncer fue una verdadera experiencia de aprendizaje para mí. Mi padre estuvo en el ejército durante los primeros tres años de mi vida y cuando regresó, insistió en que me independizara. Siempre me dijeron que me cuidara y que resolviera los problemas por mi cuenta, entonces, cuando el cáncer entró en mi vida, pasé las primeras semanas tratando de hacer todo como siempre. Luego vi un video de Tony Robbins y tuve un momento de epifanía. Tony dijo que la gente quiere ayudar y les estás alejando de una experiencia positiva si les niegas la oportunidad de ayudar, se preocupan por ti y quieren sentirse útiles, aceptar su oferta de ayuda es un acto de generosidad y compasión.

Si eres independiente, no es fácil aceptar ayuda y quieres mantener las cosas lo más normales posible, pero debes anteponer tu bienestar, puedes compartirle tus sentimientos a tu familia y amigos y luego hacer un plan para aceptar gradualmente ayuda con las cosas que necesitas. Puedes discutir cómo deseas conservar tu poder y sentido de autoestima el mayor tiempo posible. Pero, además, debes recordar que tu tratamiento contra el cáncer no durará para siempre, cuando termine el tratamiento, es posible que tengas la oportunidad de devolverle el favor a tus amigos y familiares. Es posible que no necesiten la misma asistencia o la misma cantidad de ayuda, también puedes tener la oportunidad de devolver el favor ofreciendo apoyo a otra persona que enfrenta un momento difícil en su vida.

Como los amigos ayudan con las tareas, es posible que no las completen según tus estándares. ¡Relájate! Lo más importante es en que el trabajo está hecho y puedes hacerlo a tu manera cuando te hayas recuperado.

Puede ser un poco más fácil si comienzas pidiéndole a un familiar en tu hogar que te ayude con las tareas que sabes que puede manejar, por ejemplo, tus hijos adolescentes o adultos pueden ser mejores para cargar el lavavajillas o lavar su propia ropa. Por el contrario, tu cónyuge puede hacerse cargo de parte de la cocina y llevarte a las citas médicas. Al igual que con los miembros de la familia, prioriza lo que se debe hacer y delega tareas a quienes puedan ayudar con ellas.

Mucha gente no sabe lo que necesitas. Dicen: "Avísame si necesitas algo". Está preparada para sugerir una forma en que pueden ayudar y cuándo pueden hacerlo, si te preocupa que tu amigo o familiar se sienta culpable si no puede cumplir con tus requerimientos cuando lo necesitas, puede recomendarles el sitio web lotsahelpinghands.com. Te permite enlistar lo que necesitas y los días y horas en que necesites algo, además es seguro y privado.

Finalmente, tus ayudantes apreciarían escuchar tu agradecimiento, también puedes expresar tu gratitud escribiendo notas de agradecimiento durante el tratamiento de quimioterapia, es una forma productiva de ocupar tu tiempo, y expresar gratitud levanta el ánimo.

Es posible que necesites ayuda financiera, porque no todo lo cubre el seguro, algunas pólizas de seguro tienen deducibles altos que se repiten cada año y algunos pacientes no tienen seguro, a veces, la asistencia financiera es regional y difícil de rastrear, así que tienes que ser persistente. Hemos incluido una página de recursos al final de este libro, contiene sitios web y números de teléfono de recursos para obtener ayuda.

Por último, puedes beneficiarte de algunas visitas con un consejero, ministro o sacerdote, por ejemplo, puedes tener sentimientos de culpabilidad, debilidad o disminución de la autoestima. También puedes hablar sobre algunas actividades que te ayudarán a sobrellevar todos los desafíos del cáncer, reconocer que necesitas algunas visitas con un consejero es una señal de conciencia y fortaleza personal.

**Lección:** Puede que no sea fácil al principio, pero te beneficiarás de la ayuda y te darás cuenta de cuánto se preocupan por ti tus amigos y familiares. Cuando mires hacia atrás en este momento de tu vida, tu corazón se llenará de gratitud, además, pedir ayuda beneficiará tu bienestar físico y mental.

# Capítulo 21: Da Pasos Pequeños
### *La Historia de Peggie*

Empieza a moverte y sigue moviéndote, incluso si solo caminas hasta el buzón, levántate, sal e intenta hacer algo de ejercicio. No estoy hablando de entrenar para un maratón, conozco a algunas mujeres que han seguido todos sus tratamientos, pero eran activas antes de que les diagnosticaran cáncer de mama.

Cuando me di cuenta de que "iba a sobrevivir a esta enfermedad", supe que necesitaba recuperar mi fuerza y, de hecho, decidí que ahora era el momento de ir al gimnasio. Sé que muchas de ustedes han tenido muchas cirugías, quimioterapia y radiación que agotan la energía de tu cuerpo, sin mencionar todos los antibióticos, medicamentos para el dolor, etc., que causan estragos. Descansar todo el día no va a ayudar a sacar esas cosas de tu sistema.

¡Comienza con pasos pequeños!

El primer día, puedes buscar tus zapatos para caminar en el armario. Muy bien, los encontraste, por lo que felicidades, ya terminaste por hoy.

El segundo día, saca los zapatos del armario y pruébatelos. Te ves bien, chica, así que marca eso de la lista.

El tercer día, camina hasta el buzón y regresa, recuerda, inhalar y exhalar. Estás bien encaminada hacia una mejor salud y estoy orgullosa de ti.

Cuando decidí ir al gimnasio, estaba segura de que me haría daño y sabía que no iría regularmente si eso pasaba, por lo que me decía a mí misma que fuera despacio y que contara cada día que cruzaba la puerta del gimnasio como un buen día. En el pasado, había visto a personas en la máquina de escalar perdiendo kilos y aumentando la fuerza fácilmente. Por cierto, después de subir las escaleras en casa, sentí que sabía que esta máquina era una de las que quería conquistar y con esa mentalidad de "tómalo con calma", pensé que establecer una meta de dos minutos en esa máquina funcionaría. Pero déjame decirte que las apariencias engañan, esa máquina no es tan fácil como los amantes del gimnasio la hicieron parecer, porque empecé a sudar nada más comenzar, por lo que me propuse poner un pie y luego el otro.

Siempre trabajé para dar un paso más de lo que creía posible, sólo un paso más. Totalmente sin aliento, dejé de pensar que lo más importante era no lastimarme y emocionada de ver por cuánto tiempo logré domar a la bestia, la pantalla marcaba treinta segundos. No era mi meta de dos minutos, pero fue un esfuerzo de mi parte, y eso me enorgullecía. Comienza despacio, da pasos pequeños, mantente firme y ganarás. Ocho meses después, andaba en bicicleta once kilómetros cada mañana y hacía ejercicio en el gimnasio durante una hora por la noche, veinticinco minutos en la máquina de escaleras apenas me cansaban, y eso fue un paso gigantesco para mí.

**Lección:** Para cualquier tipo de ejercicio, comienza despacio, pero comienza. Es un desafío al principio, pero desarrollarás flexibilidad y fuerza. Estarás muy orgullosa de tu logro y contribuirás a tu bienestar general.

# Tercera Sección
## Sobreviviendo y Prosperando

# Capítulo 22: "Para un Mal Día, Siempre Hay Labial"

**Audrey Hepburn**

Hay un excelente artículo en Premier Health sobre verte bien durante y después del tratamiento "Puedes estar en la pelea de tu vida, pero no tiene que parecerlo".

El cáncer y sus tratamientos asociados pueden afectarte en muchas áreas, la piel, el cabello, las uñas y tu bienestar emocional. En este capítulo, te ofrecemos algunos conceptos básicos para ayudarte a lucir mejor y levantar tu ánimo, para ayudarte a encontrar rápidamente un área de interés, hemos dividido este capítulo en subsecciones.

Entre las muchas preguntas, la que encabeza la lista que hacen las mujeres una vez que reciben un diagnóstico de cáncer de mama es: "¿Perderé mi cabello?" Por eso dedicamos dos capítulos de este libro a tu cabello y pelucas, también recomendamos *Muy Enferma: La Guía de Belleza para Mujeres con Cáncer* de la editora de belleza Caitlin Kiernan. Antes de escribir su libro, consultó con los peluqueros de las estrellas y las personas más importantes de las empresas de productos de belleza.

Proporcionaremos información confiable de una variedad de fuentes adicionales, incluidos nuestras campistas. Este capítulo es sólo un comienzo, usa la lista en la sección de recursos para profundizar y obtener más información de las áreas de tu interés.

## La Piel

Dicho esto, comencemos con la piel ya que es el órgano más grande de tu cuerpo. No solo el interior de tu cuerpo recibe daños mientras luchas contra el cáncer, también lo hace tu piel, que necesita tu ayuda ya que tiene muchos trabajos que hacer. Primero, debe cerrar la incisión dejada por el cirujano y protegerte de infecciones, también debe reducir la inflamación y enviar nuevas células para unir las capas inferiores de la piel. Finalmente, necesita crear nuevos patrones para fortalecerse contra el estrés, por lo tanto, deseas ayudarla a sanar y minimizar las cicatrices, así como prevenir infecciones.

Mientras realiza estas tareas, tu piel también tiene que lidiar con el impacto de la quimioterapia, la radiación o ambas. Esos tratamientos pueden hacer que tu piel se seque, pique, se pele o tenga brotes similares al acné, también puede desarrollar erupciones, urticaria, ampollas, parches escamosos y fotosensibilidad (reacción a la luz solar). Por lo tanto, este es un excelente momento para recordarte que revises tus prescripciones con el farmacéutico, quieres poder identificar cualquier medicamento que pueda hacerte fotosensible o que pueda interferir con tu tratamiento. Algunas mujeres también experimentan otros

119

impactos como enrojecerse de pies a cabeza, ese efecto se llama retrodérmico.

Incluso si no recibes tratamientos de quimioterapia o radiación, tu piel puede verse seca y sin vida. ¿Entonces que puedes hacer? Primero, puedes hablar con tu nutricionista para asegurarte de obtener suficiente Omega3 en tu dieta o si necesitas tomar un suplemento de aceite de pescado. No solo puede ayudar a que tu piel tenga un brillo más saludable, sino que también puede reducir el riesgo de depresión.

A continuación, puedes tomar medidas en tu cuidado diario para proteger y enriquecer tu piel. Muchas fuentes desaconsejan tomar duchas calientes prolongadas, tampoco recomiendan meterte en la bañera porque podría invitar a los gérmenes o la suciedad a entrar en tu piel y causar una infección. En su lugar, toma una ducha tibia sin demorarte y si estás recibiendo radioterapia, ten cuidado de no quitar las marcas de tinta hasta que ya no las necesites. Cuando salgas de la ducha, sécate con palmaditas en lugar de frotarte la piel.

Los médicos de oncodermatología recomiendan usar jabón o gel de baño hidratante sin fragancia. Después de la ducha, recomiendan usar un humectante espeso, rico y sin perfume, con ceramidas, son útiles ya que restauran la humedad y llenan tu piel, también forman una barrera contra las bacterias y los contaminantes ambientales. Revisa las etiquetas ya que un producto marcado como orgánico no significa necesariamente que esté libre de ingredientes que puedan empeorar tu situación, por ejemplo, los médicos advierten de los limpiadores faciales y corporales con sulfato, ya que pueden secar e irritar la piel. Puedes evitarlos revisando la etiqueta para asegurarte de que no contengan sulfato, incluso puedes elegir productos destinados a la sensible piel de un bebé.

Es útil tener un dermatólogo en tu equipo para ayudarte a seleccionar los productos adecuados para tu piel. Los dermatólogos generalmente recomiendan un protector solar de 50 SPF y un humectante facial que contenga protector solar. La mayoría de la gente no cree lo intensos que son los rayos del sol, incluso a través de los vidrios polarizados de los automóviles. El dermatólogo revisará tus labios, ya que son un signo temprano de deshidratación y deficiencia de vitaminas. Además, asegúrate de beber suficiente agua (las onzas deben ser iguales al número de tu peso en libras dividido por dos, por ejemplo, $124 \div 2 = 62$ onzas). Por último, usa un buen bálsamo labial en un tubo, no uno de esos lindos y pequeños.

Para las mujeres que han perdido el cabello, no olviden aplicar protector solar en el cuero cabelludo y luego cubrirlo con una peluca, bufanda o sombrero, puedes sufrir una quemadura desagradable si estás expuesta. Aquí hay otro consejo para ayudar con la humedad de la piel, compra un humidificador para tu dormitorio u otras áreas donde pases mucho tiempo, puedes encontrar algunos económicos en Walmart, Amazon, Target o minoristas similares. Recuerda abrigarte en invierno si vives en un área de clima frío.

Si estás recibiendo tratamiento de radiación, es esencial saber cómo te afectará, la radiación pasa a través de la piel para llegar al cáncer y a medida que continúas el tratamiento, puede quemar tu piel. El grado de impacto depende de tu piel y de la cantidad de tratamientos que recibas, las mujeres de piel clara parecen quemadas, mientras que las mujeres negras y morenas pueden desarrollar manchas bronceadas o negras en la piel. Los dermatólogos recomiendan usar una crema con esteroides de hidrocortisona antes del tratamiento para preparar la piel, tu dermatólogo puede aconsejarte qué tipo es mejor para ti. Una vez que aparece una quemadura, tu médico te recetará un medicamento, o puedes usar una crema para la dermatitis del pañal hecha con óxido de zinc.

Para sentirte cómoda durante el tratamiento, evita la ropa ajustada y los sostenes con aros, mantén el área limpia y seca. No hace falta decir, que tienes que permitir que la piel vuelva a crecer de forma natural, los médicos te advierten que no rasques ni levantes las costras, porque hacerlo puede provocar una infección. Mientras hablamos de limpieza, recuerda usar solamente detergente para ropa y suavizantes sin fragancia.

## Salud Oral – Dientes y Encías

Investigadores del Instituto Nacional de Investigaciones Dentales y Craneofaciales recomiendan visitar al dentista un mes antes de iniciar el tratamiento contra el cáncer. Asegúrate de compartir el nombre de tu dentista con tu equipo de cáncer y viceversa. El cepillado y los enjuagues bucales regulares te ayudan a mantener una sonrisa saludable. Los tratamientos contra el cáncer pueden causar sequedad en la boca, llagas, infecciones, enfermedades de los huesos, de las encías y dificultad para tragar, también puedes experimentar ardor, descamación o hinchazón de la lengua. Tu médico o dentista puede recetarte medicamentos para reducir el impacto de estos efectos secundarios.

Cuando los pacientes tienen ampollas, llagas abiertas o infecciones, los alimentos picantes, ácidos y punzantes definitivamente están descartados. Si no tienes problemas orales, los alimentos picantes ayudan a anular el sabor metálico en la boca. Los dentistas también te aconsejarán que prevengas las caries, así que controla tu consumo de azúcar, ya que las bacterias que causan las caries viven en él.

# Uñas

Una manicura, pedicura o cita habitual para depilarte con cera pueden resultar muy refrescantes, pero tienes que entender que es posible que tu equipo no lo apruebe. Eso se debe a que algunos tratamientos contra el cáncer afectan el lecho ungueal o causan decoloración. ¡También pueden estar secas, desarrollar crestas o incluso caerse! Por lo que, es posible que el médico quiera que únicamente te hagas un "retoque en la casa". Es posible que solo recomiende esmalte de uñas transparente y quitaesmalte sin acetona, ya sea que te hagas un trabajo profesional o un "retoque en la casa", es una buena idea mantener las uñas cortas, para que no se enreden con otras cosas, también previene las grietas y los desgarros, que pueden hacer que las bacterias queden atrapadas y provoquen infecciones.

Premier Health informa que la salud de las uñas es una forma crucial de prevenir el linfedema, entre los problemas asociados con el linfedema, se encuentra una infección que puede ingresar a tu cuerpo a través del lecho ungueal. Como puedes ver por lo que has leído hasta ahora, la prevención de infecciones es fundamental.

Además, los médicos recomiendan usar guantes domésticos de vinilo o de goma al limpiar, para evitar exponer las manos y las uñas a los productos químicos de limpieza. Es una buena idea usarlos incluso cuando no estés bajo tratamiento. No tengas miedo, eventualmente podrás programar un relajante día de spa con tratamientos completos, aproximadamente dos meses después de que finalizar el tratamiento contra el cáncer, no olvides tener cuidado cuando trabajes al aire libre, protégete con repelente de insectos y guantes de jardinería.

## Afeitarte los Brazos y las Piernas

Muchos médicos recomiendan afeitarse con una maquinilla de afeitar eléctrica para evitar rasguños y cortes que pueden provocar una infección, supongamos que no tienes una, en ese caso, puedes comprar una económica diseñada especialmente para la forma de las axilas y las piernas de las mujeres. Al momento de escribir este artículo, puedes encontrar una por $30 o menos en Amazon, Walmart, Bed Bath & Beyond y Target.

## Opciones para la Apariencia de los Senos

Ya sea que hayas tenido una lumpectomía o una mastectomía, tienes opciones sobre tu apariencia después de la cirugía. La forma en que te ves a ti misma y la imagen que proyectas a otras personas es una elección personal.

Si te sometiste a una lumpectomía, es posible que el bulto haya sido pequeño. Una vez que cicatrice la incisión, es posible que no notes una diferencia entre un seno y el otro, algunas mujeres pueden tener una arruga o lo que parece una abolladura en el seno.

Otras mujeres experimentan una diferencia notable cuando pasan por la menopausia, en esos casos, algunas mujeres eligen colocarse un implante para darle a su seno un aspecto más natural, otras deciden comprar un relleno para agregar a su seno natural.

Supongamos que te sometes a una mastectomía y elegiste la reconstrucción, en ese caso, debes discernir cuál de las opciones se adapta mejor a tu cuerpo, tipo de mastectomía, tratamiento contra el cáncer y tu forma de pensar. A continuación, se muestran los tres tipos principales:

A. Un Implante de Solución Salina o de Silicona: Los implantes de solución salina se llenan con agua salada estéril (solución salina). Los implantes de silicona son cubiertas de silicona rellenas de silicona y vienen en una superficie texturizada o lisa, sus ventajas son una sensación suave y natural. Hay una variedad de tamaños y formas para adaptarse a los diferentes tipos de cuerpo.

B. Una Cirugía de Colgajo: Toma piel y grasa de otras áreas del cuerpo, como las nalgas, el abdomen o la espalda para formar un seno.

C. Una Reducción Mamaria del Seno Opuesto: Este procedimiento se puede realizar con cualquiera de las opciones anteriores. Alternativamente, se puede realizar para mantener el balance si una lumpectomía crea una diferencia en el tamaño de los senos.

*Vivir A Través del Cáncer de Mama* de Carolyn M. Kaelin, M.D., M.P.H., proporciona una excelente descripción de cada procedimiento junto con fotografías, pros y contras de cada opción.

Supongamos que no eliges la reconstrucción, pero deseas el balance o el aspecto de los senos naturales, en ese caso, puedes comprar rellenos, moldeadores, rellenos de natación y sostenes diseñados para crear la apariencia que deseas. Algunos centros oncológicos tienen tiendas, con mujeres capacitadas para hacer recomendaciones y proporcionarte artículos adecuados a tus necesidades. Si el centro de tratamiento no tiene una tienda, vives en un área remota o eliges comprar en línea, puedes visitar sitios web como mastectomyshop.com o nearlyou.com, si compras en línea, elige una tienda que pueda ayudarte a seleccionar el relleno adecuado para ti. Hacemos esta recomendación porque vienen en una gran variedad de formas, tamaños y materiales, algunos rellenos se deslizan en un bolsillo en un sostén especialmente diseñado, mientras que otros tienen adhesivo para adherirse a la piel. También hemos visto algunos que se conectan con un imán, si eliges el tipo con adhesivo o con imán, no necesitarás sujetadores especiales.

También tienes una alternativa GRATIS, Knittedknockers.org suministra rellenos tejidos sin cargo. Al momento de esta publicación, más de 301.000 mujeres han elegido estos rellenos de senos hechos a mano en lugar de otras opciones. Los beneficios son sin costo, livianos, sin sudor, cómodos y sin sujetadores especiales, además, las mujeres informan que se ven y se sienten como un seno natural cuando se insertan en un sostén.

Revisa las alternativas y selecciona la opción que mejor se adapte a ti.

## Maquillaje

Durante el tratamiento del cáncer, puedes sentirte bastante mal, un poco de maquillaje puede hacer maravillas tanto en tu estado de ánimo como en tu apariencia. Dado que tu piel puede verse afectada por el tratamiento, existen productos hipoalergénicos y productos para pieles sensibles. Para ayudarte a alegrar tu apariencia y tu día, hemos recopilado algunos consejos y sugerencias excelentes de varios expertos en maquillaje, algunos días puede que solo te apetezca lavarte la cara y ponerte un poco de lápiz labial, si tienes la energía o te diriges al trabajo durante el tratamiento, querrás hacer más. Sin embargo, recuerda las palabras de la maquilladora de televisión Diane Heller: "Menos, es más. No querrás lucir como si estuvieras listo para el escenario de

Broadway o una actuación de Kabuki japonés". En cambio, quieres lucir fresca y cómo eres.

Por lo tanto, comienza con una piel fresca y limpia, luego, aplica una crema hidratante que incluya un buen bloqueador solar.

Es posible que tu piel cambie de color o se vea pálida como efecto tanto del cáncer como del tratamiento, también puedes desarrollar enrojecimiento e hiperpigmentación (áreas de la piel que son más oscuras que la piel circundante), pero eso es fácil de solucionar con un corrector de color. Al principio nuestra sugerencia puede parecer una locura, pero puedes confiar en nosotras, todas las principales compañías de maquillaje enumeran este consejo en su sitio web. Piensa en la rueda de colores en la tienda de pintura y usa el color opuesto al que estás tratando de corregir, por ejemplo, si tu piel es roja o tiene manchas, usa un corrector de color verde. El melocotón o el naranja harán maravillas con esos círculos oscuros debajo de tus ojos y puedes iluminar la piel cetrina con un corrector lila. Si quieres cancelar el morado e igualar tu tono de piel, utiliza un corrector amarillo, úsalo si tienes manchas solares o tu piel desarrolla manchas oscuras, puedes encontrar marcas económicas en Walmart y Target, así como en una tienda departamental o de maquillaje local. Al momento de escribir este artículo, un kit con los seis colores correctores básicos estaba disponible en línea por $12, un poco de esto hará maravillas para neutralizar el color de tu piel.

A continuación, querrá un primer, nuestros expertos recomiendan un primer a base de silicona, este hidratará tu piel y mantendrá tu maquillaje fresco por más tiempo, también oculta esas líneas finas y difumina los poros visibles. Maquilladoras como Diane los recomiendan en líquido o en aerosol, también está disponible en forma de crema, también están disponibles en varios precios, desde farmacias hasta tiendas especializadas en maquillaje. Te sugerimos que no compres los productos de gama alta en este momento, ya que tu color puede cambiar o puedes tener una reacción a un producto, encontramos algunos disponibles desde $6.

Ahora estamos listas para la base que vienen en varias presentaciones como, en barra, líquida, en crema o mouse. Encontramos muchas sugerencias diferentes para combinar el color con tu piel, lo que puede ser un desafío en este momento, ya que tu piel puede parecer de diferentes colores de piel en diferentes días o en diferentes momentos durante el tratamiento. La mejor sugerencia que encontramos en varios lugares es hacer coincidir el color con la piel del lado de la cara donde se unen la mejilla y el ojo, pero no debajo del ojo, esa área puede tener círculos oscuros que necesitan la corrección de color melocotón o naranja. Si esto es demasiado para ti, prueba una BB cream (crema de bálsamo de belleza), es una base que hidrata y contiene pigmentación para igualar el tono de tu piel. Encontramos algunas con calificaciones de 5 estrellas en línea por $7,99 y más, la mayoría tenía un SPF de 30 a 50.

Para terminar el trabajo, usa un poco de polvo compacto para ayudar a que dure, también puedes añadir algún iluminador o bronceador, Diane dice que te da un aspecto más saludable. Hay otros productos orgánicos que puedes mezclar con tu crema hidratante, estos productos están disponibles en una variedad de precios desde $3.99 en adelante. Una vez que pongas todo este esfuerzo en lucir bien, querrás hacerlo el mayor tiempo posible durante el día o la noche.

No, no nos olvidamos de tus ojos, durante el tratamiento, puedes experimentar una de dos situaciones, es posible que tenga adelgazamiento o ausencia de cejas y pestañas, trabajemos primero en esas cejas y luego pasemos a las pestañas.

Este gran consejo es de un artículo Consejos para el *Cuidado de la Piel y el Maquillaje Durante el Tratamiento del Cáncer* en waroncancer.com. Si no has perdido las cejas debido al tratamiento contra el cáncer, como puedes perderlas toma una foto de cómo eran antes del tratamiento como referencia, estas te ayudarán a crear cejas que se parecen mucho a como se veían antes del tratamiento.

Puedes seguir las instrucciones en línea de cualquier compañía de maquillaje para dibujar o rellenar tus cejas con un lápiz, una pomada o un kit para esculpir. Comienza con un lápiz o kit de color taupe, luego dibuja usando trazos similares a cabellos, algunas empresas ofrecen rímel para cejas, como Flower Cosmetics que actualmente tiene un líquido con fibras que se aplica con una brocha pequeña, también puedes usar cera para cejas para crear una base y luego usar polvo para cejas, la cera también evitará que las cejas se manchen o se derritan.

Si has perdido tus cejas, puedes recrearlas con las herramientas mencionadas anteriormente, por otro lado, puedes comprar cejas artificiales en la tienda del centro de tratamiento contra el cáncer o en línea, se ven reales e incluso se levantan como cejas naturales, para unirlas a tu piel, utiliza una ligera aplicación de pegamento especial. Si eliges estas cejas, primero prueba el adhesivo en un área pequeña de tu piel, aunque generalmente son hipoalergénicas, el tratamiento puede hacer que tu piel se vuelva más sensible.

Lo mismo es cierto para tus pestañas, el rímel puede ayudar a que tus pestañas se vean más densas y oscuras. Si las perdiste no temas, las pestañas postizas están disponibles en línea y en las tiendas. Incluso hay algunos disponibles que son impermeables, esa es una gran noticia si puedes ir a una piscina o tienes sofocos y transpiras. Si usas rímel, asegúrate de usar un desmaquillador de ojos, el frotamiento repetitivo puede romper la barrera de la piel y aumentar la irritación, además de hacer que se formen pequeños vasos sanguíneos. Algunos dermatólogos recomiendan usar un algodón con el removedor y dejar actuar durante treinta segundos, para después limpiar suavemente. Puedes usar un bastoncillo de algodón para quitar cualquier resto de rímel y después lavarte la cara.

Aquí una nota de los expertos tanto en cejas como en pestañas. Durante y poco después del tratamiento, elige un color ligeramente más claro de lo que normalmente elegirías. Por ejemplo, si quieres agregar un delineador de ojos, escoge un tono marrón tierra en lugar de negro.

Si usas delineador de ojos, Diane sugiere usar sombra de ojos marrón orgánica o vegana para una apariencia más suave, mójala con un pincel delineador de ojos y luego aplícala. Puedes usarlo en líquido, gel o lápiz si lo prefieres en esa forma.

¡¡¡Una advertencia!!! Los expertos advierten que no se tatúen las cejas mientras dure el tratamiento. Tus cejas y pestañas volverán a crecer. Además, es posible que no estés satisfecha con el color cuando el vello vuelva a crecer, y la combinación del tatuaje y las cejas naturales puede no ser atractiva.

Diane sugirió usar bálsamo labial en lugar de lápiz labial porque contienen mucha humedad, busca marcas que sean orgánicas y sin silicona, también hay marcas con humectación hechas especialmente para pacientes con cáncer. Escribe a headcovers.com/beauty/ en tu navegador para buscar una empresa que ofrezca cosméticos e instrucciones para su aplicación.

Para unas mejillas sonrosadas, recomienda una crema, ya que es fácil de aplicar en los pómulos y se mezcla fácilmente con la base de maquillaje. Elige un color según tu tono de piel, las mujeres con piel clara se ven mejor con rosas claros y melocotón. Si tu piel es de un tono medio, prueba con un malva o un melocotón oscuro. Si tienes la piel oscura, te verás mejor con colores oscuros, como rojo, fucsia, baya o ciruela.

Aunque la F.D.A. no requiere que las compañías de maquillaje indiquen una fecha de vencimiento en los productos de maquillaje, aún pueden vencerse, por lo que renueva tu maquillaje con el cambio de estación o al menos dos veces al año. A veces, incluso se secan o tienen un olor extraño, si lo hacen, tíralos. No vale la pena correr el riesgo de infección para ahorrarte unos cuantos dólares en maquillaje. Además, recuerda lavarte las manos antes de maquillarte, ya que pueden transferir gérmenes de las personas y las superficies que hayas tocado.

Al momento de escribir este artículo, hay talleres en línea de *Luce Bien, Siéntete Mejor* en lookgoodfeelbetter.org/virtual-workshops. Brindan información valiosa sobre el cuidado de la piel, el maquillaje, las pelucas y otros artículos para cubrir la cabeza, la imagen corporal y el peinado. También ayudan a las mujeres a manejar sus preocupaciones y conectarse con otras mujeres que se encuentran en tratamiento contra el cáncer.

## Vestimenta/Qué Usar

El propósito de la ropa para después de la cirugía es estar cómoda mientras te ves bien o tal vez incluso a la moda, la ropa encaja en varias categorías: primeros días o semanas después de la cirugía, durante el tratamiento y recuperación posterior al tratamiento. Hablemos de cada grupo en el orden en el que los necesitarás.

Primero, ve de compras antes de la cirugía, es una buena idea comprar una bata envolvente de peso ligero a medio con cinturón. Muchas mujeres dijeron que una bata pesada era incómoda, especialmente cuando tienes drenajes y vendajes y te sientes exhausta. No olvides comprar unas zapatillas tipo mocasín o tipo botín si no tienes en casa, las pantuflas que se atascan o se deslizan no serán seguras, especialmente si planeas someterte a una reconstrucción de varios pasos o si tomas analgésicos. Finalmente, es posible que quieras comprar una manta cómoda o una manta

135

Sherpa con capucha para descansar en invierno y para tratamientos de quimioterapia.

Durante el tratamiento, la comodidad es imprescindible, puedes pasar a las mallas de spandex a medida que ganes la fuerza para ponértelas. Querrás usar una camisa abotonada en la parte delantera para el tratamiento de quimioterapia, las mangas cortas o tres cuartos también son más fáciles de manejar en esos días, hay camisas diseñadas específicamente para acceder a tu puerto, línea PICC o venas para realizar pruebas. Si tú o una amiga saben de costura, pueden convertir fácilmente una blusa normal en una accesible para el tratamiento, también puedes coser o comprar atractivas cubiertas de línea PICC. Finalmente, notamos que los tops de kimono son una alternativa ideal para los días de tratamiento, en otoño e invierno, es fácil mantenerse abrigado con un colorido poncho, chal, capa o abrigo.

Puede que ganes o pierdas peso durante el tratamiento, por lo tanto, compra algunos conjuntos nuevos a medida que cambies de talla. Pon la ropa vieja que no te quede en este momento en la parte posterior del armario o en cajas de plástico debajo de la cama, puedes comenzar a revisarlos dos o tres meses después de haber terminado el tratamiento. Si compras ropa de moda que te quede bien, te ayudará a animarte. Es posible que tengas que modificar tu estilo mientras tu reconstrucción está en proceso o si decides convertirte en una *flattie*. Si aumentas de peso, los asesores de estilo sugieren elegir ropa holgada y sin estructura en lugar de trajes a la medida. También recomiendan usar cuellos en V si estás hinchada y cuello redondo si has perdido peso y te ves cansada.

Protege tu piel usando vestidos de manga larga, camisas y pantalones largos. Tu piel estará sensible, así que protégete la cabeza con gorros y bufandas, puedes elegir una gorra de béisbol, un turbante, una bufanda o un sombrero campana estilo años 20. Ten cuidado con esos sombreros livianos que el sol brilla a través del tejido, ya que no protegerán tu cabeza de los rayos dañinos del sol, en cambio, puedes encontrar sombreros protectores de verano que son U.P.F. 50 certificados.

Si tu tratamiento te lleva a la menopausia, es posible que sufras sofocos, elige telas livianas que absorban o alejen la humedad de tu piel, te mantendrán fresca y te sentirás más cómoda. Las telas de jersey y jersey de algodón son mejores que las de 100 % algodón, ya que el algodón absorberá y retendrá la humedad, haciéndote sentir incómoda. Descubrirás que las blusas de yoga son cómodas porque sus telas están diseñadas para absorber y eliminar la humedad, la ropa hecha de bambú o material anti-desgaste son excelentes opciones. Por último, para disimular las manchas de humedad, elige prendas con estampados o colores vivos en lugar de colores claros.

**Lección:** Este proverbio malayo es perfecto para esta sección: "Prepara el paraguas antes de que llueva". Te da permiso para ir de compras y obtener las cosas que necesitas para verte bien y sentirte mejor antes de comenzar el tratamiento.

# Capítulo 23: Se Trata de Tu Cabello

La quimioterapia afecta profundamente la autoimagen, el estado emocional y la apariencia física de muchas mujeres que reciben este tratamiento. Si tu médico te receta un régimen de quimioterapia, la cantidad de cabello que perderás dependerá del tipo de quimioterapia recetada y algunas experimentan la pérdida total del cabello. Así es, puedes llegar a perder todo el cabello hasta las pestañas, las cejas e incluso los vellos de la nariz. Por otro lado, el tratamiento puede hacer que solo experimentes adelgazamiento del cabello o ningún cambio en absoluto, sabrás qué esperar si hablas con el médico sobre el tipo de medicamentos que tomarás.

Bien, ahora que sabes qué esperar, ¿qué puedes hacer para ayudarte mental y físicamente?

Una de las primeras cosas que querrás hacer es planificar un día de compras de pelucas con un familiar o con tu mejor amiga, es más fácil igualar el color, la textura y el estilo de tu cabello antes de comenzar el tratamiento que después de comenzar. Busca una peluca adecuada en una tienda que venda pelucas para pacientes con cáncer, las pelucas tradicionales tienen peines para sujetar la peluca en su lugar. Pero las pelucas diseñadas para pacientes con cáncer no tienen peines, ya que no son necesarios, también tienen una tela interna más suave, ya que el cuero cabelludo puede estar sensible o incluso tener una erupción.

Una sobreviviente, Pam, se cortó el pelo que lo tenía largo, mucho más corto, sintió que disminuiría el impacto cuando su cabello comenzara a caerse. Otras pacientes estuvieron de acuerdo en que esta es una buena idea.

Personalmente, no sugerimos que te afeites la cabeza a menos que comiences a notar una rápida pérdida de cabello, después de todo, es posible que no seas de esas personas que pierden todo el cabello.

Los estilistas recomiendan estos consejos para proteger tu cabello y evitar ponerle cualquier estrés innecesario:

- Evita cosas como enruladores, secadores de cabello, colas de caballo, broches, horquillas y laca para el cabello. También prohíben las tenacillas, los rulos eléctricos y las planchas alisadoras. Todos son muy duros para tu cabello, incluso cuando no estás en quimioterapia.
- Usa champú para bebés ya que es muy suave.
- Cuando seques tu cabello, dale palmaditas con una toalla suave.
- Para cuando te peines, los estilistas recomiendan usar un peine de dientes anchos o un cepillo de cerdas suaves.
- Aunque tal vez quieras volver al aspecto que tenías antes del cáncer, tanto los médicos como los estilistas recomiendan que no uses tintes para el cabello ni soluciones permanentes. Estos pueden contrarrestar la

quimioterapia o los medicamentos que estés tomando. La Sociedad Estadounidense del Cáncer también dice que las investigaciones muestran que los químicos en el tinte para el cabello pueden causar irritación severa en la piel.

- Usa un buen enjuague y pon el secador de cabello a temperatura baja mientras tu cabello vuelve a crecer.
- Dormir en una almohada de satén no solo ayudará a mantener el peinado, sino que también es suave con tu cabello y cuero cabelludo.
- Cuando hace frío afuera, mantén la cabeza y el cuerpo calientes con bufandas y gorros abrigados. Además, un gorro colorido, un turbante, una gorra de repartidor de diarios, un sombrero de campana de los años 20 o un sombrero de redecilla holgado te darán un nuevo aspecto creativo.
- Si sales a la calle sin cubrirte la cabeza, asegúrate de tomarte el tiempo para aplicar protector solar para proteger tu cuero cabelludo del sol.

Si bien tu cabello volverá a crecer después del tratamiento, la pérdida de cabello es devastadora para muchas mujeres que reciben quimioterapia. Algunos hospitales y centros de quimioterapia ahora ofrecen terapia de gorro frío para reducir el impacto, esta terapia fue aprobada por la FDA en 2015. Además de la disponibilidad de hospitales y centros de tratamiento, las gorras también se pueden comprar en línea. El objetivo de esta terapia es bajar la temperatura del cuero cabelludo para contraer las células, por lo que será más difícil que los medicamentos de quimioterapia entren en las células. La temperatura más fría también reduce la actividad celular, por lo que es un objetivo menos para los medicamentos. Según un estudio publicado en el *Journal of the American Medical Association*, el 66% de las mujeres que usaron gorros fríos vieron una reducción del 50% en la pérdida de cabello.

Hay dos tipos de gorras, un tipo se almacena en un congelador a muy baja temperatura hasta que llegue el momento de su uso; el otro está conectado a un sistema de refrigeración. Esta terapia puede ser una opción que quieras considerar. En primer lugar, sugerimos consultar con tu oncólogo los detalles relacionados con el tratamiento, el tipo de gorra y el tiempo recomendado están relacionados con la terapia. Es posible que debas usar la gorra de 30 a 50 minutos antes de la infusión, úsalo durante y hasta 5 horas después del tratamiento, este requisito puede ser una incomodidad añadida. Además, consulta con la compañía de seguros, es posible que la terapia no esté cubierta y que esté fuera de tu presupuesto.

Tu oncólogo decidirá el régimen adecuado para tu caso en específico. La quimioterapia generalmente consiste en un ciclo de tratamiento cada dos o tres semanas durante seis u ocho semanas, eso significa que tu tratamiento de quimioterapia durará entre cuatro y seis meses. Una vez que terminen los tratamientos, tu cabello volverá a crecer, generalmente pasa en un par de semanas.

Cuando tu cabello vuelve a crecer, a menudo es diferente al cabello que perdiste, el cabello nuevo puede tener un color y una textura diferentes. Phyllis a menudo se burla de su amigo Doug que le donó sangre, tenía cabello castaño rizado con reflejos rojos antes de la cirugía. Cuando su cabello volvió a crecer, era gris sal y pimienta como el cabello de Doug, ella le dice que es su culpa que ahora se tenga que teñir el cabello. Tu cabello puede volverse rizado cuando que tenías era liso, es posible que tengas áreas que vuelvan a crecer más lentamente o que no vuelvan a crecer. Cynthia desarrolló pequeños parches de calvicie, una condición llamada alopecia. Si notas pequeñas calvas, puedes aplicar minoxidil (la fórmula activa en Rogaine) después de completar el tratamiento, ya que puede ayudar a acelerar el crecimiento del cabello.

Sabemos que puedes estar emocionada por volver a tu apariencia anterior, pero no uses productos químicos en la raíz de tu cabello hasta que hables con el médico. Mientras vuelve a crecer, el cuero cabelludo puede desarrollar sensibilidad, por lo tanto, es un buen momento para usar bufandas y sombreros en lugar de tu peluca.

Recuerda que dijimos que no solo pierdes el cabello de la cabeza sino también el resto del vello corporal. Por lo tanto, nos encantó descubrir que sitios web como headcovers.com venden cabello humano y tatuajes de cejas temporales, también venden pestañas postizas.

**Lección:** Lo más importante a tener en cuenta es que el trabajo de la quimioterapia es perseguir y matar las células del cuerpo que se replican más rápido, las células cancerosas. La pérdida de cabello es la señal externa de que la quimioterapia está haciendo su trabajo. Recuerda que es temporal, así que SONRÍE.

# Capítulo 24: ¡Fuera Pelucas!
## *La Historia de Peggie*

Recientemente, almorcé con mi amiga Ashley, cuando me acerqué a la mesa, vi que Ashley tenía puesta una hermosa peluca larga para cubrir los estragos de la quimio que estaba recibiendo por cáncer de mama. Me hizo reír a carcajadas porque no la reconocí, y sabía lo joven que era, confiada y segura de sí misma. Por lo que no pude resistirme de preguntar: "¿Qué pasa con la peluca?" Sabía que rara vez usaba una porque a menudo se ataba un pañuelo e iba a donde quisiera sin pensarlo dos veces.

Su respuesta me tomó por sorpresa, dijo: "Lo uso para que otras personas se sientan cómodas. Cuando estoy en el centro comercial, otras personas se sienten incómodas al ver a una mujer de 31 años sin cabello. Cuando me pongo una peluca, no tienen idea de que tengo cáncer". Esa fue una declaración extremadamente poderosa y verdadera. ¿Por qué la gente mira fijamente a las mujeres calvas? Porque toca una fibra sensible en ellos, el pensamiento: "Dios mío, si ella tiene cáncer, yo también puedo padecerlo y mi madre, mi novia o mi mejor amiga". La mayoría de las personas no tienen idea del misterioso mundo del cáncer; solo saben que puedes morir.

Pero, cuando se te cae el cabello, te dice que la quimioterapia está haciendo su trabajo. Por lo que no es misterio en lo absoluto.

Bien, volvamos a nuestra discusión sobre las pelucas. Hace años, cuando comencé a organizar campamentos nocturnos para mujeres con cáncer, me sorprendió la cantidad de mujeres que llegaban al campamento por primera vez usando sus pelucas con orgullo. Una de mis historias favoritas de esa época es sobre una mujer en el comedor una noche particularmente cálida, como las noches de verano de Florida, le picaba la cabeza, y el sudor le corría por la cara mientras se sonrojaba con un sofoco. Las mujeres de la mesa, todas desconocidas, le dijeron de la manera más cariñosa: "¿Por qué no te quitas esa peluca? No nos asustarás, todas hemos quedado calvas". Con eso, la mujer se quitó la peluca y pasó todo el fin de semana con la cabeza descubierta. Cuando llegó el domingo, la vi sentada en uno de los bancos llorando, me acerqué a ella y me arrodillé frente a ella, preguntándole qué podía estar mal. A través de sus sollozos, dijo: "Pasar un fin de semana con todas estas otras mujeres me mostró que no estoy sola. Cuando sienta lástima por mí misma, pensaré en las otras que he conocido aquí y agradeceré a Dios que no lo pase tan mal, aquí me siento tan normal caminando tal como soy, aunque esté calva. Siento que no puedo ponerme esta peluca y volver fuera". Mi pregunta para ella fue: "¿Por qué tienes que volver a ponerte la peluca?"

146

Luego estaban las mujeres negras que buscaban pelucas, pero no podían encontrar nada que funcionara para ellas. Sí, existen pelucas para mujeres negras que no han perdido el cabello y quieren otro look, pero no hay ninguna disponible que se ajuste a las necesidades de las mujeres negras bajo tratamiento. Entonces, ¿por qué las típicas pelucas que usan no les sirven? Las pelucas estándar contienen peines para sujetar la peluca al cabello existente, debido a que hay poco o nada de cabello durante el tratamiento, los peines solo rascan e irritan el cuero cabelludo. Si quitas los peines las pelucas quedarán sueltas, además, las pelucas disponibles hechas para personas en tratamiento no se parecen a los rizos naturales. Por lo que, dos sobrevivientes de cáncer de mama han decidido crear una línea de pelucas especialmente diseñadas para pacientes mujeres negras con cáncer. Michel Sproules, la esposa del campeón de fútbol americano de la NFL, Darren Sproules, abrió su tienda Pink Hair Line en San Diego. Y Dianne Austin ofrece sus pelucas en boutiques de hospitales y en línea en coilstolocs.com.

**Lección:** No estás sola, sé fuerte y sé tú misma. Estar en una comunidad de otras que enfrentan los mismos desafíos es de mucha ayuda, esto puede ser en un campamento, un retiro, un grupo de apoyo o simplemente una reunión como las de Gilda's Club. Encuentra uno de estos grupos cerca de ti, te dará esperanza y soporte.

# Capítulo 25: ¿Tu Cuidador Se Convirtió en un Buitre?

### *La Historia de Peggie*

Puedo recordar una de mis notas favoritas dejada en mi escritorio. Decía: "Peggie, llama a Jane. ¡Va a matar a su esposo y quiere que vayas y la ayudes a enterrar el cuerpo!" Muy bien, creo que primero debería devolver esa llamada.

Durante el cáncer, las emociones del tratamiento abarcan todo, hay un gran miedo porque hay una pérdida de poder, debilidad, efectos secundarios de las drogas y altibajos emocionales. No importa cuán maravillosos y amorosos sean tus cuidadores, habrá días en que la frustración de lidiar con esta enfermedad llegará a un punto crítico, algunos días te sientes como si estuvieras en un agujero profundo y oscuro, y nadie entiende que estás sola. Crees que nadie ha pasado por lo mismo que tú, pues tengo un secreto para ti: todas nos sentimos así durante el tratamiento. Una buena noche de sueño te ayudará, pero llama a tu médico si te sientes así durante más de tres días seguidos. La mayoría de los pacientes con cáncer toman algún tipo de medicamento para ayudar con la depresión. Está bien pedir ayuda, de verdad lo es. No estés sufriendo si no es necesario.

Una de mis frustraciones durante mi trayecto, vino del hecho de que no podía hacer nada por mí misma. Mi querido y paciente esposo me afeitaba las axilas, levantaba la tapa del inodoro, ajustaba la ducha, sacaba comida del microondas, abría la puerta del auto, me ponía el cinturón de seguridad, cargaba mi bolso y mucho más. Al principio, no podía salir de la cama sin que mi esposo me levantara. Todo esto fue muy difícil de manejar para mí porque generalmente soy una mujer poderosa e independiente que ha manejado su propio negocio durante años, aceptar esta ayuda tan necesaria fue muy humillante y luché con eso. Cuando comencé a mejorar, no quería nada más que recuperar mi poder y allí mismo estaba mi amado esposo, siempre listo para entrar en acción. Solía bromear diciendo que era como un buitre sentado en mi hombro todo el tiempo, esperando para saltar, no le gustaba que dijera eso, y puedo entenderlo, solo estaba tratando de hacer todo lo posible para hacerme sentir mejor y ayudarme a sanar.

A menudo, las personas que terminan en el papel de cuidadores rondan nerviosamente porque no quieren que nos lastimemos y tenemos que agradecerles por eso, pero también deben entender que queremos comenzar a hacer cosas por nosotros mismos lo antes posible porque queremos volver a ser normales. Recuperar nuestro poder, incluso en pequeños pasos, es esencial para nuestro bienestar mental, así como nos hacemos buenos siendo pacientes de cáncer, nuestros cuidadores se vuelven buenos estando ahí para ayudar. A veces, no se dan cuenta de que están acechándonos, así que hazle saber amablemente que necesita permitirte recuperar tu poder. No esperes hasta que estés lista para arremeter contra él/ella para decir algo, a veces, debes decirles que estás mejorando y que debes comenzar a hacer las cosas por ti misma otra vez, para sentir que tienes cierto control sobre la situación. No te apresures demasiado, o simplemente te retrasarás, tómate el tiempo para sanar y, en poco tiempo, entrarás en acción y te irá bien, te lo prometo.

**Lección:** Acepta ayuda cuando la necesites, pero habla amablemente con los cuidadores acerca de recuperar tu poder. El equilibrio entre aceptar ayuda y reclamar poder es fundamental para recuperar tu fuerza física y bienestar general, también es útil para tu cuidador y la relación a largo plazo.

# Capítulo 26: Terapias Complementarias e Integrativas

Encontramos este un capítulo emocionante e importante de escribir, a menudo, cuando a los pacientes se les diagnostica una enfermedad potencialmente mortal como el cáncer, buscan una bala mágica. Desafortunadamente, no hay una bala mágica, y muchos médicos, incluido el ex Cirujano General C. Everett Koop, M.D., afirman que algunas medicinas alternativas pueden causar problemas serios, pero aprueban las terapias complementarias e integrativas para disminuir el dolor y los desafíos del cáncer.

Antes de hablar sobre las diversas terapias, aclaremos la diferencia entre la medicina alternativa y las terapias complementarias e integrativas. La medicina alternativa es el uso de tratamientos fuera de las opciones más conocidas, no tienen pruebas científicas rigurosas para demostrar si son efectivos, ineficaces o incluso dañinos. Los médicos recomiendan terapias complementarias e integrativas además de los tratamientos estándar, existen varios grados de efectividad y terapias para aliviar diferentes síntomas.

Ahora, pasemos a las terapias complementarias o integrativas, qué son y cómo pueden ayudarte a sentirte mejor.

# Acupresión

Es un tratamiento que se ha utilizado en la medicina china durante muchos siglos. El médico o tú misma, pueden aplicar presión en los puntos de presión específicos del cuerpo, a muchas mujeres les gusta este tratamiento porque pueden aprender a aplicarlo ellas mismas, además existen varias formas de acupresión. Los estudios encontraron que centrarse en los puntos de presión que fomentan la relajación es la forma más efectiva.

La fatiga crónica es un efecto secundario subestimado y puede afectar tu calidad de vida significativamente. De hecho, muchas mujeres la padecen hasta diez años después de finalizar su tratamiento. La acupresión puede reducir la fatiga, aliviar el dolor y mejorar la calidad de vida, también puedes notar una mejora en el insomnio o la depresión. Puedes encontrar varios sitios web, videos de YouTube o programar una sesión con un profesional para aprender cómo y dónde aplicar la presión.

## Acupuntura

Al igual que la acupresión, la acupuntura se ha utilizado en la medicina china durante siglos. No es dolorosa, ya que las agujas que usa el practicante son muy delgadas, no son como las agujas que se usan para inyecciones o pruebas de laboratorio. ¿Cómo funciona? El practicante inserta las agujas y luego las activa con movimientos suaves y específicos. Los chinos creen que el cuerpo tiene 2000 puntos de acupuntura, las vías estimuladas conectan estos puntos y crean un flujo de energía a través del cuerpo (llamado chi). Los chinos creen que, si se interrumpe el flujo del chi, esto puede causar enfermedades. Phyllis se sometió a múltiples cirugías por cáncer de mama y sufrió dolores nerviosos durante años. Ningún medicamento fue efectivo, hasta que, su médico de cabecera incorporó un acupunturista a su práctica y le recetó sesiones. Y en dos sesiones, el dolor desapareció, ahora, va trimestralmente para mantener el chi fluyendo y controlar el dolor nervioso.

## Aromaterapia

Los aceites esenciales se han utilizado para la curación y el bienestar durante más de 6000 años, los aceites se inhalan o se aplican sobre la piel. Los médicos que usan aceites esenciales advierten que nunca los apliques directamente, mezcla unas pocas gotas con un aceite portador, como el aceite de almendras o el aceite de oliva. Un masaje con aceite esencial aumentará la circulación y puede ayudar a aliviar el dolor, muchas personas compran un difusor y agregan unas gotas al agua para obtener un hermoso rocío. Inhalar el aire mezclado con el aerosol puede estimular la parte del cerebro conectada con el olfato, también puede desinfectar el sistema respiratorio, actuar como descongestionante y proporcionar beneficios psicológicos. La lavanda es un aroma popular por sus cualidades somníferas y de relajación, verás que el aceite de menta en un difusor es bueno para aliviar las náuseas.

## Terapia con Arte

La terapia de arte es notablemente efectiva para pacientes con cáncer de mama, es beneficioso para las habilidades mentales y motoras, además de fomentar la autoestima y la autoconciencia. No tienes que ser un artista o ni necesitas nacer con talento artístico, ya que el arte te permite expresarte sin usar palabras, conecta tu mente, cuerpo y espíritu de maneras que la comunicación verbal no puede describir. Es útil para cualquier persona que se enfrente a desafíos físicos y emocionales en su vida. Hay libros para colorear para adultos con varios temas y hay talleres específicos para pacientes con cáncer de mama, puedes aprender sobre muchos tipos diferentes de proyectos de arte que te beneficiarán. Consulta con el trabajador social o el orientador de pacientes sobre algún taller en tu área.

## Tratamientos de Biorretroalimentación

La biorretroalimentación es un método de tratamiento que te enseña a controlar funciones corporales, como la frecuencia cardíaca o el movimiento muscular, se basa en la idea de la mente sobre la materia. Con estas técnicas podrás cambiar tu salud siendo consciente de la respuesta de tu cuerpo ante el estrés u otros estímulos.

En un tipo de sesión de biorretroalimentación, el terapeuta te conecta a sensores conectados a una computadora, en la pantalla de la computadora se muestran gráficos y señales. ¿Cómo te ayuda esto? Por ejemplo, una sesión puede ayudarte a aprender a relajar un músculo específico para reducir el dolor. También puede reducir el estrés ayudándote a controlar el ritmo de tu respiración, relajar los músculos y pensar afirmaciones positivas sobre tu poder para lidiar con el cáncer. Como resultado, te sentirás tranquila y tendrá una sensación de bienestar después de una sesión de biorretroalimentación.

Otra técnica de biorretroalimentación incluye una banda para la cabeza, que monitorea tu actividad cerebral mientras meditas y después envía señales a una computadora que rastrea tus niveles de tranquilidad o estrés. Por último, el terapeuta usa la computadora para verificar tu progreso. Ambos tipos de biorretroalimentación han demostrado ser beneficiosos para los pacientes con cáncer de mama.

## Cannabinoides

Los cannabinoides son plantas a partir de las cuales se producen el cáñamo y la marihuana. Hay dos formas principales de cannabinoides: el THC, que produce un subidón, y el CBD, que no lo hace. También están disponibles en una combinación de ambas formas, ninguna forma es una cura o tratamiento para el cáncer. En los últimos años, la marihuana se ha utilizado para tratar los síntomas del cáncer de mama y los efectos secundarios del tratamiento. Por ejemplo, puede tratar las náuseas, los vómitos, la pérdida de apetito, el dolor, la ansiedad, el estrés y el insomnio.

Debido a que la marihuana es ilegal según la ley federal, es difícil realizar estudios para confirmar sus beneficios. Una encuesta informó que el 75% de los pacientes encontraron que alivió sus síntomas de forma efectiva, es legal en muchos estados; por lo que, los médicos pueden escribir una recomendación para ti, ya que la prescripción no será surtida en las farmacias. A partir de 2020, los productos se venden en dispensarios de cannabis medicinal regulados por el estado, puedes estar segura de que el producto es seguro, al solicitar un certificado que indique que el producto está libre de cosas dañinas como moho, pesticidas y metales pesados.

También es esencial hablar con todos los médicos que te recetan medicamentos, ya que tal vez quieran recomendar una de varias formas y potencias del producto. Si participas en un ensayo clínico, el médico debe informarte de la eficacia del fármaco bajo investigación y cualquier efecto adverso. Por lo tanto, la compañía farmacéutica puede descartarte del ensayo si usas un cannabinoide, ya que se desconoce el efecto si interactúa con el fármaco bajo investigación.

Los pacientes con ciertas condiciones médicas deben evitar el cannabis, algunos médicos advierten que no lo consumas si has tenido un ataque cardíaco en los últimos seis meses, tienes una enfermedad cardíaca importante, tomas anticoagulantes o usas inmunoterapia. La información disponible también indica que puede subir o bajar la presión arterial.

Como punto positivo, la marihuana medicinal en combinación con medicamentos recetados aprobados por la FDA, puede reducir la cantidad de medicamentos que toman las pacientes que sufren de cáncer de mama metastásico, para los efectos secundarios. Sin embargo, los medicamentos y las terapias contra el cáncer pueden interactuar entre sí y con los cannabinoides y pueden dar como resultado ningún efecto, un efecto beneficioso o un efecto dañino.

Entonces, si vives en un estado donde la marihuana medicinal es legal y deseas obtener más información, programa una cita con un médico que participe en el programa de tu estado. El programa capacita y certifica a los médicos para calificarte para consumir el cannabis medicinal y monitorear tu cuidado. Algunos estados también certifican a enfermeras capacitadas, asistentes médicos y farmacéuticos para calificar a los pacientes para el cannabis medicinal.

Las finanzas pueden ser una preocupación ya que el seguro, Medicare o Medicaid no cubren los cannabinoides medicinales, por lo que pueden ser costosos. El costo depende de la forma y cuánto necesitas, puede costar alrededor de $50 por mes, y los dispensarios exigen el pago en efectivo. También debes considerar el costo de obtener una tarjeta de certificación de marihuana, que depende de dónde vives y puede variar de $50 a $500 o más. Algunos pacientes han informado que el costo de obtener una tarjeta es de hasta $900. Puedes comprar productos de CBD con tu tarjeta de crédito y no necesitas la recomendación de un médico. Recuerda que aun así necesitas informarle al médico. Al comprar productos de CBD, verifica que la empresa haya hecho las pruebas a cada lote para verificar sus ingredientes. Dos de las empresas de mayor reputación son Charlotte's Web y Lazarus Naturals (Lazarus ofrece descuentos para veteranos militares).

Consulta con el departamento de recursos humanos para conocer la política de la empresa antes de decidir usar un cannabinoide, porque no quieres arriesgarte a perder tu trabajo y tu seguro médico. Recuerda que los cannabinoides se consideran ilegales según la ley federal, por lo que puedes enfrentar medidas disciplinarias o incluso perder el trabajo por usarlo (en cualquiera de sus formas) en algunas empresas. Por ejemplo, los trabajadores del gobierno, los maestros, los conductores de autobuses, los funcionarios penitenciarios y los empleados de empresas que reciben subvenciones o fondos federales están en riesgo. Incluso el uso de CBD que contiene trazas de THC suele estar prohibido en estas empresas. Además, muchos trabajos, como el de conductor de autobús, requieren una prueba de drogas periódica, así que no te arriesgues hasta que lo compruebes.

Por todas las razones que mencionamos, habla con el médico antes de usar cualquier forma de los cannabinoides.

# Consejero/Asesor de Salud

Aunque el objetivo de un consejero emocional y un asesor de salud es mejorar su bienestar, existen diferencias en el enfoque. Las pacientes con cáncer de mama suelen buscar asesoramiento para hacer frente a las circunstancias actuales a corto plazo. Esto es diferente a las personas que necesitan de la asesoría a largo plazo por problemas pasados, trastorno de estrés postraumático, trauma o enfermedad mental. Los consejeros pueden ayudarte a lidiar con los impactos mentales y emocionales del cáncer, como la ansiedad, la depresión y la sensación de estar abrumado. Nuestras campistas nos dicen que es reconfortante tener el apoyo y el oído atento de una persona capacitada que no te juzga. Un terapeuta con experiencia trabajando con pacientes con cáncer de mama, puede hacer las preguntas correctas para ayudarte a pensar en las decisiones difíciles que debes tomar. Consulta con la compañía de seguros para conocer tu cobertura.

Un asesor de salud adopta un enfoque integral de la persona con objetivos diferentes a los establecidos por un consejero, el asesor y tú trabajarán juntos para lograr el bienestar de la mente y el cuerpo. El asesoramiento se centra en hacer cambios en la alimentación y el estilo de vida. Los asesores de salud creen que tú eres la experta de tu mente y cuerpo, por lo que tú estás a cargo de decidir los objetivos del trabajo que hagan en conjunto. El asesor de salud determina tus fortalezas, debilidades y puntos ciegos para que puedas hacer cambios saludables en tu estilo de vida, también utilizan la psicología positiva y monitorean tu progreso hacia tus objetivos. Si bien te brinda apoyo, también te hace responsable de hacer las cosas que acordaste.

## Terapia de Tambores

Según Gary Diggins, un terapeuta de sonido de Ontario, "Las personas modernas somos las últimas en el planeta en descubrir lo que las culturas más antiguas han sabido durante miles de años: tocar el tambor contiene un potencial terapéutico para relajar a los que están bajo tensión, energizar a los cansados y calmar a los heridos emocionalmente".

¿Cómo funciona? Podemos dar un ejemplo de nuestras sesiones de terapia con tambores en el campamento de cáncer Faces of Courage, la facilitadora llega con varios tambores y los distribuye a las participantes sentadas en un círculo, luego le enseña al grupo a tocar los tambores. Ella se detiene y ayuda a cualquiera que sea nueva en el programa hasta que lo domine. Tocamos diferentes ritmos de una variedad de culturas. Por último, hace que todas no solo toquen los tambores, sino que también aplaudan y vocalicen una variedad de sonidos. Es maravilloso ver el nivel de participación y los cambios de humor.

La terapia con tambores ayuda a las personas a liberar emociones. Las investigaciones incluso han demostrado que aumenta la producción de las células T del cuerpo, que matan el cáncer, además, disminuye el estrés y puede cambiar el marcador de estrés genómico. En el campamento, nos ayudó a desarrollar un sentimiento de pertenencia al grupo y animó a compartir, puedes conectarte en línea para encontrar un grupo de terapia de tambores cerca de ti. Si estás confinada en casa, puedes encontrar y beneficiarte de un grupo de terapia online.

## Técnica de Liberación Emocional (EFT)

Al igual que muchas otras terapias alternativas, la Técnica de Liberación Emocional es un método de tratamiento que utiliza las yemas de los dedos para estimular los puntos de energía de tu cuerpo. Puedes aprender a aplicarte esta terapia tú misma utilizando el Manual de EFT de Gary Craig, también hay muchas clases gratuitas de tapping disponibles en YouTube.

El tratamiento tiene sus raíces en otras técnicas antiguas que creen en el flujo de energía en el cuerpo, al momento de escribir este libro, todavía se está investigando su eficacia. Las personas que usan esta terapia creen que ayuda con la ansiedad y el TEPT.

## Terapia Ecuestre

La terapia ecuestre o equina (de caballos) se remonta a la época de los griegos. Este tratamiento surgió de organizaciones que trabajaron para que la equitación estuviera disponible para personas con discapacidades, las organizaciones han descubierto que los caballos tienen una capacidad natural para sentir las emociones y necesidades humanas, por lo que, trabajar con ellos tiene grandes beneficios mentales y emocionales. En las sesiones de terapia trabajan contigo un terapeuta y un entrenador experto en su aplicación. Durante las sesiones, los pacientes se vinculan con el caballo y desarrollan la autoconciencia, estas sesiones a menudo dan como resultado la curación.

Esta terapia no es para todos porque algunas personas tienen alergias al caballo, al polvo del granero o al heno. No todas las terapias con caballos incluyen montar a caballo, puedes empezar acariciando, cepillando y alimentando a un caballo. El simple hecho de trabajar con un caballo puede ser reconfortante y una buena distracción de las preocupaciones o dolores. Puede ver muchos videos en YouTube que analizan el valor de la terapia ecuestre, así que, si estás interesada en el programa, puedes buscar en línea alguno cerca de ti.

## Visualización Guiada

La visualización guiada o imágenes guiadas es una terapia centenaria en la que te relajas e imaginas lugares, sonidos, olores o incluso sabores. Reduce la ansiedad y ayuda a promover la curación, puedes hacerlo en persona con un médico o utilizar la telemedicina. También puedes comprar CD elaborados específicamente para pacientes con cáncer de mama. Los estudios la encontraron útil para las pacientes con cáncer de mama que sufren de quimiocerebro, fatiga, ansiedad, depresión y malestar físico. Las pacientes que recibieron quimioterapia que usaron visualizaciones guiadas y relajación muscular progresiva, experimentaron alivio de muchos efectos secundarios, como dolor, náuseas, arcadas y vómitos. También mejoró su estado de ánimo y redujo la ansiedad y la depresión. Livestrong.org y el hospital Memorial Sloan Kettering son fuentes confiables de información sobre esta terapia.

## Hipnosis

La hipnosis no es un truco o un juego, es una terapia seria y ha ayudado a muchos pacientes a lidiar con los efectos secundarios del cáncer. Hay muchas definiciones de hipnosis, así que ¿cómo funciona? Estos son los conceptos básicos de los Institutos Nacionales de Salud: El hipnotizador te introduce a la hipnosis, responde tus preguntas y te brinda información para desacreditar tus mitos y tranquilizarte. Uno de los mitos es que la hipnosis puede hacer que hagas cosas que normalmente no harías, lo que no es verdad. Una vez superados los mitos y las preguntas, el hipnotizador te guía a través de imágenes tranquilas y relajantes. El siguiente paso es el proceso de profundización, en el que te relajas e hipnotizas más profundamente. Ahora estás lista para recibir sugerencias para aliviar los efectos secundarios, como el dolor posquirúrgico, las náuseas, los vómitos, la ansiedad o la fatiga. Al final de la sesión, algunos terapeutas te enseñan a realizar la auto-hipnosis.

Pídele al médico o al navegador de pacientes que te recomiende uno. Si no tienen una referencia para ti, aquí hay un enlace para encontrar uno: natboard.com/index_files/Page548.htm

## Masajes

El masaje es una terapia práctica en la que el terapeuta aplica un nivel ligero o profundo de contacto y presión. Breastcancer.org enumera muchos beneficios de la terapia de masaje. Por ejemplo, hay una reducción de las náuseas para los pacientes de quimioterapia, reducción de la ansiedad, la depresión, la fatiga, alivio del dolor y mejor función inmunológica. Se sabe que el estrés dificulta la cicatrización de heridas, por lo que un masaje, reduce el estrés y a su vez, promueve la cicatrización de las heridas de la cirugía.

Algunas de las precauciones que el terapeuta y tú deben tener en cuenta son, evitar el área y las marcas para la radiación y los masajes profundos. Si estás recibiendo quimioterapia, consulta con tu médico antes de programar un masaje. Claro, no te acuestes boca abajo hasta que el médico lo autorice y si te extirparon los ganglios linfáticos, existen precauciones especiales, como que el terapeuta solo debe usar un toque ligero en y alrededor del área de la axila. Si tienes linfedema, debes encontrar un terapeuta autorizado o certificado capacitado en drenaje linfático. Un terapeuta que no esté capacitado en ese tratamiento debe evitar completamente las áreas de los brazos y las axilas.

La mayoría de los principales centros oncológicos recomiendan la terapia de masaje como una función complementaria en el tratamiento del cáncer de mama. Pueden recomendar terapeutas de masaje con licencia o certificado. Según el Instituto para el Cuidado Integral de la Salud, no hay evidencia de que la terapia de mensajes pueda causar que las células cancerosas se propaguen por todo el cuerpo, así que consiéntete con un masaje.

## Sesiones de Meditación o Relajación

La meditación es una práctica antigua utilizada por personas de todo el mundo, pero desafortunadamente, mucha gente piensa en la meditación como algo religioso. Cuando escuchas la palabra, seguro piensas en los budistas. La meditación se trata de cambiar a la atención plena, encontrar la conciencia y la paz, hay muchos tipos de meditación. Puedes encontrar CD a la venta en Internet y videos gratuitos de YouTube que te enseñan a meditar, hay miles de videos de meditación, pero no todos se centran específicamente en el cáncer de mama. Puedes encontrar algunos videos en internet, que se enfocan en la curación del cáncer de mama, pruébalos y comprobarás, como lo hicieron otras pacientes, que la meditación reduce el estrés, ayuda a mejorar el estado de ánimo y aumenta la sensación de un resultado positivo. Hay muchos otros beneficios de la meditación, como que ayuda a mejorar el sueño, controla las emociones, reduce la fatiga y alivia la depresión y la ansiedad.

## Terapia Musical

La terapia musical es otro tratamiento complementario que puede ayudarte a sobrellevar los síntomas y los efectos secundarios del cáncer. En algunas de las instituciones grandes, hay terapeutas que pueden diseñar un programa específicamente para ti y pueden incluir música en vivo, música grabada, cantar y tocar un instrumento. Su estructura creativa y no verbal, permite que los pacientes que no se sienten cómodos expresando sus sentimientos, se comuniquen de otra manera.

Los estudios han descubierto que es útil para la relajación, reducir la ansiedad, el dolor y las náuseas. Por lo que, aunque no ayuda a curar el cáncer, sí te puede ayudar a desarrollar la sensación de bienestar y la capacidad de sobrellevar el cáncer y sus tratamientos.

## Terapia con Mascotas

El Dr. Edward Creagan, oncólogo de la Clínica Mayo dice: "Una mascota es como una medicina sin efectos secundarios y con muchos beneficios. No siempre puedo explicarlo, pero desde hace años he visto cómo tener una mascota es como una medicina efectiva, que realmente ayuda a las personas". Las mascotas, especialmente los perros, pueden ayudar a los pacientes con cáncer a mejorar su estado de ánimo, aliviar el estrés y la ansiedad. Solo un movimiento de cola o sentir su pelaje, pueden traer felicidad y levantarte el ánimo, ya sea un perro entrenado para la terapia o una mascota, puede alegrarte el día y hacer que lidiar con tu situación sea un poco más sencillo.

Si estás sola en casa mientras recibes el tratamiento, una mascota puede darte compañía y una buena distracción. Las mascotas también pueden motivar a los pacientes a esforzarse por mejorar. Cuando te apetezca sacar a pasear al perro, eso puede ayudarte a recuperar la socialización y fomentar la comunicación con las personas que encuentres en tu camino. Los perros de terapia no son como otros perros, ya que el perro y su dueño deben participar en un programa de seis semanas para recibir la certificación. Algunos de los requisitos son que el perro debe estar domesticado, no ser agresivo y no tener miedo a los extraños, ya que el perro estará visitando diferentes lugares, por lo que debe demostrar que no le teme a los ruidos fuertes o inusuales, como las sillas de ruedas o los ascensores. Por consiguiente, el perro debe tener un buen temperamento, no puede ser un perro ladrador ni uno que salte sobre las personas o las muerda. Por último, el perro debe responder a órdenes básicas como sentarse, quedarse quieto y acostarse.

La terapia con mascotas no es para todos los pacientes, ya que algunas personas son alérgicas a la caspa de las mascotas y otras les tienen miedo a los animales, si esto no aplica para ti, una mascota o la visita de un perro de terapia puede ser justo lo que te recomendó el médico.

# Terapia de Manipulación Osteopática (OMT) o Medicina de Manipulación Osteopática (OMM)

La terapia de manipulación osteopática o la medicina de manipulación osteopática es un tratamiento práctico. Es muy útil usarla de forma complementaria y no como sustitución de tratamientos basados en evidencia. La terapia es beneficiosa para el control del dolor y los efectos secundarios del tratamiento y los síntomas del cáncer, así que puedes buscar en Google OMT cerca de mí u OMM cerca de mí para encontrar oficinas locales que practiquen esta forma de medicina.

## Terapia Física u Ocupacional

Tanto la fisioterapia como la terapia ocupacional ayudan al paciente a adaptarse a su vida después del tratamiento. Comencemos por describir las diferencias y luego hablaremos sobre cómo cada tratamiento puede ayudarte. La Confederación Mundial de Fisioterapia define lo que hacen como "brindar servicios que desarrollen, mantengan y restablezcan al máximo el movimiento y la capacidad funcional de las personas". Según la Asociación Canadiense de Terapeutas Ocupacionales, la terapia ocupacional es un "tipo de atención médica que ayuda a resolver los problemas que interfieren con la capacidad de una persona para hacer las cosas que le importan".

Algunas pacientes dicen que la cirugía de cáncer de mama, la quimioterapia y la radiación pueden hacerlas sentir como si las hubiera atropellado un camión, otras personas lo describen como si te sacaran las entrañas. También puedes tener limitaciones, como levantar los brazos por encima de la cabeza, dolor en las áreas de la cirugía o confusión mental. Por lo que, puedes llegar a obtener alivio de muchos problemas de dolor, movilidad, emocional y psicológico con una o ambas de estas terapias.

Es fundamental que un fisioterapeuta te enseñe ejercicios que te ayudarán a mejorar tu movilidad y capacidad funcional, ya que si te excedes podrías lesionarte. La fisioterapia puede ayudar a restaurar la sensibilidad, recuperar la estabilidad, reducir la fatiga y la tensión en el tejido cicatricial. El terapeuta creará una evaluación de referencia y luego monitoreará tu progreso, midiendo tu rango de movimiento y la reeducación de tus músculos.

El terapeuta ocupacional no es solo para aquellos que necesitan ayuda para volver a las tareas que realizaban en un trabajo fuera del hogar, este trabaja contigo para ayudarte con muchos ajustes en tu estilo de vida. Por ejemplo, puede ayudarte a adaptarte al cuidado propio y de tus hijos mientras sanas, también puede ayudarte a hacer ajustes para que puedas continuar disfrutando de los pasatiempos que amas y con esto levantarás tu ánimo. Con su ayuda, puedes adaptarte a tu niebla mental o mejorar tu memoria. El terapeuta también te dará consejos o trucos para conservar o mejorar tu energía.

Ambas terapias pueden ayudar a mejorar tu calidad de vida, así que consulta con la compañía de seguros el número de visitas que cubren. Si no tienes seguro, pídele al trabajador social o al navegador de pacientes que te deriven a organizaciones que ofrecen asistencia financiera, también deberás de conocer los requisitos sobre dónde o a través de qué organización concertar la terapia, es algo que definitivamente querrás hacer.

## Qigong

El Qigong es una antigua terapia curativa china, su nombre se traduce como dominio del espíritu o de la fuerza vital. Aunque hay muchas formas de Qigong, el tipo que practican las pacientes con cáncer de mama es Qigong interno e incluye respiración, meditación y movimientos lentos y suaves. NO incluye el ejercicio vigoroso de las artes marciales. El Qigong ha ayudado a pacientes con cáncer con efectos secundarios, como fatiga, control del dolor y quimiocerebro, también ha mejorado sus estados de ánimo. Hay un buen video de introducción para pacientes con cáncer de mama en YouTube, aquí tienes el enlace: youtube.com/watch?v=m6kCXhYNBJo.

## Reiki

El Reiki es una terapia complementaria desarrollada por Makio Usui en Japón, se pronuncia "ray-key" y significa energía universal en japonés. Un practicante certificado usa toques ligeros o movimientos de la mano sobre el cuerpo, para cambiar y equilibrar los campos de energía dentro y alrededor de tu cuerpo. El propósito es mejorar tu bienestar a nivel físico, psicológico, emocional y espiritual. Un practicante puede dar terapia de Reiki en un hospital o en su casa, además, los practicantes dicen que pueden enviar la energía de forma remota, para que puedas tener tu tratamiento en casa desde una persona en otro lugar.

Las pacientes con cáncer de mama dicen que es beneficioso porque las ayuda a relajarse, especialmente cuando reciben quimioterapia. El Reiki ofrece otros beneficios, como aliviar el estrés y la tensión emocional, hacer frente a situaciones difíciles y brindar una sensación de bienestar. Después de recibir el tratamiento, es posible que tengas sed, así que bebe mucha agua y evita el café y otras bebidas con cafeína, ya que reducen el beneficio del tratamiento.

El Reiki no cura el cáncer, pero te ayuda a sobrellevar los efectos secundarios de los tratamientos tradicionales. La única queja de la mayoría de los pacientes es que quieren más tiempo.

## Tai Chi

El Tai Chi es otra terapia complementaria con raíces en China, se diferencia del Qigong en que originalmente era una forma de artes marciales. Se basa en la teoría de que tienes una energía vital o una fuerza vital que fluye en tu cuerpo llamada chi, el objetivo de la terapia es equilibrar y evitar que el flujo del chi se bloquee. Los pacientes que practican tai chi aprenden movimientos elegantes y técnicas de respiración junto con la meditación.

Aunque se considera una actividad física segura y de bajo impacto, debes comenzar lentamente y hablar con tu equipo de atención médica antes de comenzar. Puedes aprender tai chi de libros o videos en YouTube, pero nos aconsejaron que lo mejor es obtener instrucciones de un profesional calificado, esto es porque querrás que tu cuerpo esté en la posición correcta y no quieres lesionarte. Si no estás lo suficientemente bien como para ponerte de pie, el entrenador puede mostrarte cómo hacer tai chi en una silla o en tu cama.

La investigación de los Institutos Nacionales de Salud y breastcancer.org afirma que el tai chi ayuda a aumentar el equilibrio, la fuerza, la flexibilidad, la función cardíaca y pulmonar y una sensación de bienestar. Algunos centros oncológicos y hospitales ofrecen clases de tai chi para pacientes con cáncer de mama, pero como no está regulado en Estados Unidos, consulta con tu compañía de seguros si es una terapia que cubren.

## Yoga

El yoga es una práctica mental, física y espiritual que se originó en la India. Sus practicantes creen que une el yo individual con la conciencia universal y según breastcancer.org, el hatha yoga es el tipo más practicado en los Estados Unidos. Los expertos de la salud de los Institutos Nacionales de Salud dicen que los estudios muestran que el yoga mejoró el bienestar emocional y la calidad de vida de los pacientes con cáncer de mama, también mejoró su confianza y redujo la ansiedad y la depresión. Además, el yoga usa muchos grupos de músculos juntos y desarrolla fuerza funcional, por lo que, mejorar esa funcionalidad ayuda con las actividades diarias y aumenta la calidad de vida. Por último, ayuda a mantener la salud del corazón, lo que es fundamental porque la mortalidad por cáncer de mama continúa disminuyendo, ya que la enfermedad cardiovascular es la principal causa de muerte de las sobrevivientes.

No hemos cubierto todas las terapias complementarias, aun así, hemos incluido los que demostraron ser beneficiosos por fuentes y pruebas confiables. Nuestro objetivo es asegurarnos de que el tratamiento pueda serte útil y que no estés perdiendo tiempo ni dinero. Consulta la lista de recursos de contenido en la parte posterior del libro para obtener más información.

**Lección:** Las terapias complementarias e integrativas pueden aliviar el dolor y ayudarte a manejar los desafíos del cáncer y del tratamiento.

# Capítulo 27: Lidiar con los Efectos Crónicos o a Largo Plazo del Cáncer de Mama

Durante nuestras conversaciones vespertinas en nuestras cabañas en el campamento y en nuestras actividades diurnas, compartimos nuestros desafíos de vivir con los efectos crónicos del cáncer de mama. Estamos agradecidas de que la detección temprana y los nuevos métodos de tratamiento continúen aumentando la tasa de supervivencia, sin embargo, se habla poco en los medios de comunicación del 90% de las sobrevivientes que sufren los efectos a largo plazo de esta enfermedad. Trabajamos para apoyarnos entre nosotras, encontrar información, asistencia y concientizar sobre los desafíos físicos, emocionales, mentales y sociales.

No es fácil vivir con estos efectos ya que los cuidados posteriores al tratamiento no están claramente definidos y la información no se encuentra fácilmente. Por ejemplo, es posible que solo veas al oncólogo o ginecólogo una vez al año cuando termine el tratamiento contra el cáncer de mama. Parte del problema es que algunos efectos a largo plazo no surgen mientras estás bajo tratamiento o cambian a lo largo del trayecto, también hay una falta de conciencia y comunicación entre médicos y

175

pacientes, por lo que los pacientes dudan en hablar sobre los efectos. Al mismo tiempo, muchos en la comunidad médica minimizan los síntomas del paciente.

En este capítulo queremos sensibilizar, validar la realidad y gravedad de los síntomas, luego, tomaremos cada uno de los efectos más comunes del cáncer de mama y los discutiremos uno por uno.

Te damos una nota de precaución antes de proceder, aunque este capítulo contiene los efectos secundarios más importantes, esto no significa que los sufrirás todos, en cambio, es una guía para ayudarte si llegas a tener alguno de ellos.

## Preocupaciones Sobre la Pérdida de Memoria y la Función Cognitiva ("Quimiocerebro")

¿Olvidaste dónde estacionaste tu auto o dejaste tus llaves? Es posible que estés sintiendo los efectos del "quimiocerebro". Durante muchos años los pacientes reportaron una confusión mental, que puede incluir problemas con la memoria, conexión de palabras, concentración, procesamiento de números, seguimiento de instrucciones, multitareas y el establecimiento de prioridades. Y los médicos los descartaron como un efecto secundario de la fatiga, ansiedad o depresión por el cáncer, pero no se reconocía como un efecto de la quimioterapia, hace unos doce años los médicos lo reconocieron como resultado directo de la quimioterapia. Tanto las historias de los pacientes como las investigaciones respaldan ese reconocimiento y ahora hay varios libros sobre el tema.

Por lo que, no estás perdiendo la cabeza, estos desafíos son reales, pero el problema no se comprende bien, los investigadores todavía están trabajando para entenderlo y ayudar a los pacientes que lo padecen.

El "quimiocerebro" puede hacer que las personas sean incapaces de hacer cosas cotidianas como asistir a la universidad, hacer su trabajo sin cometer errores o participar en actividades sociales, a veces, se necesita mucho esfuerzo mental para hacer cosas que se suelen hacer en piloto automático. Algunas personas cometen errores como alejarse de una tienda y dejar atrás a sus parejas, por ejemplo, María dejó a su perro en el buzón de la comunidad, pero se acordó cuando llegó a casa y el perro todavía estaba esperando cuando regresó por él. Algunas no pueden pensar en una palabra y la sustituyen por una totalmente equivocada. Artículos de revistas recientes contenían historias de personas que hacían cosas como dejar que la comida se quemara en la estufa mientras contestaban el teléfono, estos son algunos ejemplos del impacto en la capacidad de realizar varias actividades normales al mismo tiempo.

Para la mayoría de las mujeres, solo dura poco tiempo, cuando termina la quimioterapia, su cerebro comienza a aclararse y regresa a las actividades normales. Pero, para algunas mujeres, dura mucho tiempo. Cada paciente es diferente y no parece haber una manera de predecir quién lo experimentará y en qué nivel.

Los médicos no están seguros de la causa exacta. Esto es lo que se ha dicho de lo que puede causarlo, algunos médicos e investigadores creen que las neuronas (células cerebrales que se comunican con otras células cerebrales) pueden verse afectadas por algunos medicamentos contra el cáncer, pero la mayoría no penetran la barrera hematoencefálica. Otros investigadores creen que la quimioterapia provoca algunos cambios químicos o físicos (o ambos) en el cerebro. Los estudios de imágenes metabólicas informan que las personas expuestas a la quimioterapia tienen daños de la función cerebral en ciertas regiones, en comparación con las personas que no recibieron quimioterapia.

Algunos expertos lo atribuyen al estrés, la ansiedad o la depresión. También hay mujeres como Paulette, su cáncer se extendió a su cerebro y causó una variedad de problemas funcionales. Y luego está Carol, cuya niebla mental se atribuyó a los medicamentos para el dolor.

Por último, otras condiciones médicas, como diabetes, problemas de tiroides y deficiencia nutricional, pueden contribuir a problemas de función cerebral.

Entonces, ¿qué puedes hacer si tienes problemas de memoria o de concentración que le dificultan hacer tu trabajo o realizar las tareas cotidianas? Recomendamos informarle de esto a tu médico lo antes posible. Tal vez te derive a un terapeuta ocupacional o a un neuropsicólogo, estos especialistas pueden ayudarte a adaptarte a nuevas formas de hacer las cosas o hacer algo diferente. Desafortunadamente, algunas mujeres tienen que encontrar un trabajo nuevo y menos exigente o un trabajo que utilice diferentes fortalezas y habilidades. Muchas personas han descubierto que el té verde descafeinado y el ginkgo biloba ayudan a mejorar la memoria y la concentración. Reiteramos que el farmacéutico o proveedor de atención médica puede analizar las cantidades recomendadas, los riesgos y las interacciones entre medicamentos.

Algunas mujeres no pueden volver a trabajar y deben presentar una solicitud de discapacidad. La enfermera de navegación o el trabajador social donde recibes tratamiento puede ayudarte a encontrar y obtener beneficios.

## Fatiga

No te lo estás imaginando, la fatiga es un efecto secundario común y angustiante del tratamiento del cáncer de mama. Hasta 9 de cada 10 mujeres sufren algún grado de fatiga y todas experimentan la fatiga de manera diferente, es posible que sientas cansancio extremo y agotamiento que no desaparece con el descanso o el sueño. Muchos pacientes están tan agotados que pierden interés en hacer cosas cotidianas. Se ha demostrado que puede ser un problema persistente desde seis meses a años después de recibir el tratamiento, si has recibido quimioterapia o radiación, esta puede ser la causa, además, la terapia hormonal y la inmunoterapia pueden contribuir a que te sientas agotada. También hablamos con mujeres que experimentaron fatiga debido al dolor, náuseas, infecciones, aumento de peso, sofocos y problemas para dormir. Aunque tu cuerpo y tus emociones han pasado por mucho, debes comenzar a recuperar la energía a medida que terminas el tratamiento y comienzas a sanar. El médico puede mandarte reposo, una dieta saludable y algunas vitaminas.

Aquí hay algunas ideas para controlar la fatiga:

- Monitorea tu fatiga en un diario, así puedes planificar actividades cuando tengas más energía. También puede ayudarte a describir cómo te sientes y el nivel de fatiga a tu médico.
- Mantente hidratada, si no bebe suficientes líquidos, puedes deshidratarte y eso solo hace que te sientas cansada.
- Descansa después de las actividades (el esposo de Phyllis se burló de ella diciéndole que necesitaba una siesta corta después de ducharse y rizarse el cabello). En serio, si vas a una visita al médico o sales a comprar cosas de primera

necesidad, date una pequeña siesta de veinte a treinta minutos. Solo ten cuidado de no dormir demasiado o tarde en el día, ya que puede influir en el sueño nocturno.

- Las técnicas de relajación, como la meditación o escuchar música relajante, son útiles para muchas personas.
- Si tus amigos o familiares te ofrecen su ayuda, acéptala, no pienses que tiene que ser una súper persona y hacer todo lo que hacías antes del diagnóstico.
- Tal vez necesites programar una cita con un consejero, ya que la ansiedad, la depresión y los desafíos en los cambios posteriores a la cirugía también pueden generar agotamiento.

Si el asesoramiento y los hábitos de salud no te funcionan, debes hablar con el médico o encontrar uno que haya trabajado con los efectos a largo plazo del cáncer de mama y sus tratamientos.

# Dolores de Cabeza

Los dolores de cabeza son otro efecto secundario común que puedes experimentar con el cáncer de mama. Es posible que tengas cualquiera de los tres tipos de dolores de cabeza:

- Un "dolor de cabeza por tensión" por lo general se siente como si el dolor envolviera la cabeza como una banda. Puede ser más intenso en la parte delantera o trasera de la cabeza.
- Un "dolor de cabeza sinusal" genera dolor en la frente, las mejillas y el área nasal, también puedes tener la nariz tapada o mocosa.
- Un "dolor de cabeza por migraña" es el peor tipo que se nos viene a la mente, además del dolor, tal vez tengas náuseas, vómitos y sensibilidad a la luz y al sonido.

El tratamiento que recibiste o los medicamentos que estás tomando pueden causar dolores de cabeza, también puedes experimentarlos como un síntoma de abstinencia cuando dejas de tomar analgésicos. No sufras por los dolores de cabeza, busca ayuda, tal vez puedas obtener alivio con un cambio en la dosis de las prescripciones. Aquí hay algunas cosas que puedes hacer para prevenir los dolores de cabeza:

- Habla con el médico sobre la integración de terapias complementarias.
- Duerme lo suficiente, ya que cuando estás exhausta y tratas de hacer cosas, te estresas, lo que conlleva a un dolor de cabeza por tensión.

- Consume comidas saludables regularmente, si te saltas una comida, puedes provocarte un dolor de cabeza y ponerte de mal humor.
- Evita la cafeína, estudios han relacionado la cafeína en el café, el chocolate y los refrescos con los dolores de cabeza.
- Sigue una rutina, ya que los cambios en los patrones, como los horarios para comer y dormir, pueden desencadenar un dolor de cabeza.
- Los dolores de cabeza son otra razón para llevar un diario durante y después del tratamiento. Puede ayudarte a identificar qué desencadena tus dolores de cabeza y evitar esas cosas. Un diario también le da pistas al médico para que pueda tratar tus dolores de cabeza.

¿Qué puedes hacer si te duele la cabeza?

- Colócate un paño frío o una bolsa de hielo en la frente, las sienes o la nuca.
- Toma algunos de los medicamentos de venta libre, como acetaminofén o ibuprofeno. Asegúrate de informarle al médico sobre lo que estás tomando, este puede recetarte algo más fuerte, dependiendo del tratamiento, nivel de dolor y síntomas.
- Toma una ducha tibia, una siesta o una caminata corta.
- Relájate en una habitación fresca y oscura y escucha música relajante, puedes seleccionar estaciones de radio tranquilas o música meditativa en YouTube. Además, tu asistente digital (Google o Alexa) puede encontrar una buena lista de reproducción para ti.

# Dolor y Entumecimiento (Neuropatía Periférica)

La neuropatía periférica puede ser debilitante, tus nervios envían mensajes entre las áreas del cuerpo, la médula espinal y el cerebro. La neuropatía periférica ocurre cuando los nervios están dañados, como cuando se realizan múltiples cirugías en la misma área, los nervios siguen intentando enviar mensajes, pero el camino está bloqueado debido al daño.

Las múltiples cirugías no son la única causa de este dolor y entumecimiento, la quimioterapia, la radiación y los medicamentos también pueden causarlo. Además, algunos pacientes desarrollan diabetes después del tratamiento y eso puede ser una causa. Algunas personas sufren solo síntomas leves que terminan cuando el tratamiento termina, pero para otras, el dolor, el ardor y el hormigueo hacen que sea imposible dormir, trabajar o realizar las tareas cotidianas.

Discute tus síntomas con el médico de inmediato, es posible que te recete medicamentos para aliviarte, también puede derivarte a una clínica del dolor.

Estos son algunos pasos que puedes seguir para evitar lesiones y tratar el dolor, es posible que no todos se apliquen a tu caso, si no en relación con el área en el que sientes dolor.

- Usa zapatos y pantuflas para evitar lesionarte los pies sin darse cuenta.

- Usa guantes y calcetines para mantener las manos y los pies calientes y ayudar a prevenir la sequedad. Puedes colocarte una loción corporal sin fragancia y usar mitones, guantes y calcetines para dormir para un tratamiento de belleza y alivio para la piel seca.
- Evita el agua caliente en la parte del cuerpo afectada.
- Cuando estés cocinando, usa manoplas o guantes para horno para retirar las cacerolas del horno o de la estufa. Los guantes para horno son una buena medida de seguridad, incluso si no experimentas dolor ni entumecimiento.
- Si te mareas o tu equilibrio se ve afectado, mantén tu casa bien iluminada y elimina los peligros como las alfombras sueltas.
- Si experimentas entumecimiento, revisa el área afectada en busca de lesiones y obtén ayuda de inmediato para evitar infecciones.
- Pídele al médico que te remita a un terapeuta físico u ocupacional, muchas compañías de seguros cubren el costo.

# Problemas Cardiovasculares (Corazón)

Los médicos ahora están encontrando un vínculo entre los problemas cardíacos y el tratamiento del cáncer. Así que, programa una visita con un cardiólogo de oncología como parte de tus chequeos anuales, además, mantén las pestañas en los resultados de laboratorio y medicamentos a través del portal de pacientes.

Entonces, ¿qué está causando problemas cardíacos para muchas pacientes con cáncer de mama? Primero, la quimioterapia es efectiva porque mata a las células cancerosas, pero también mata a las células sanas como las del corazón y el resto del sistema cardiovascular, como resultado, puede causar pericarditis, una inflamación del saco que rodea el corazón. El tratamiento con radiación dirigido a los tumores en el pecho puede dañar el músculo del corazón y dañar las arterias que transportan sangre y oxígeno al corazón. Además, las inmunoterapias y las terapias hormonales pueden llevar a problemas cardíacos. Los medicamentos para el tratamiento que tomas, pueden afectar la presión arterial, lípidos, control de procesamiento de azúcar y cambios en el estilo de vida.

Hoy en día, los médicos son más conscientes de los efectos en el corazón y otras partes del sistema cardiovascular, por lo que pueden ser más exigentes en el área dirigida y las terapias prescritas. Los oncólogos en los principales hospitales y centros de cáncer ahora refieren a pacientes con cardiólogos antes del tratamiento del cáncer, también están recomendando las siguientes cosas que puedes hacer además de las recomendaciones básicas de buena salud, para prevenir enfermedades cardíacas.

- Mantén una dieta saludable, planifica más comidas con vegetales y corta las grasas, especialmente las grasas trans, reduce la ingesta de azúcar y sal.
- La Asociación Americana recomienda mantener un peso saludable. Tu IMC (índice de masa corporal) debe estar entre 18.5 y 24.9, no tienes que buscar tu calculadora ni hacer cálculos complicados, en vez de eso, puedes

conectarte al sitio web de NIH y escribir en 'Calculadora de IMC'. Ingresa tu altura y peso, y el sitio web lo calculará por ti, aquí está el enlace: https://bmi-calculator.io/nih-bmi-calculator

- Hazte chequeos regulares, es posible que necesites más de un chequeo anual para que el médico pueda buscar signos tempranos de diabetes, presión arterial alta y colesterol alto, que son signos de alerta temprana de enfermedades cardiovasculares. Asegúrate de que el médico principal esté al tanto de todos tus tratamientos y prescripciones de cáncer.
- Toma tus medicinas, no te las saltes ni tomes media dosis para ahorrar dinero, estas pueden mantener la presión arterial alta, el colesterol alto y la diabetes bajo control. Si no puedes pagar las medicinas, muchas compañías de medicamentos tienen programas para ayudar con el pago, además, hay programas de farmacias que te hacen descuentos.

## Problemas Dentales

Tal vez programar una cita con el dentista no sea lo primero en tu mente cuando se te diagnostica cáncer de mama, pero debería de estar en tu lista de cosas que hacer antes de comenzar el tratamiento, ya que muchos tratamientos de cáncer tienen efectos secundarios que afectan los dientes, encías, boca y glándulas salivales. Además, tienes bacterias en la boca que pueden ingresar al torrente sanguíneo durante las limpiezas y los procedimientos dentales, estas bacterias pueden causar infecciones en otras partes del cuerpo. Si bien no todos los tratamientos de cáncer pueden

187

causar problemas de salud oral, es mejor obtener un chequeo con el dentista y hablar con el médico sobre cualquier efecto del tratamiento planificado.

Aquí están los posibles efectos secundarios:

- Los pacientes con frecuencia se quejan de tener la boca seca.
- Tu saliva puede disminuir o volverse más gruesa.
- Infecciones, incluyendo la inflamación del saco que rodea el corazón (pericarditis).
- Llagas bucales.
- Mayor riesgo de caries o pérdida de dientes.
- Mayor riesgo de enfermedad de las encías.
- Pérdida del gusto.
- Riesgo de enfermedad de la mandíbula o pérdida ósea.

La buena higiene bucal es fundamental para reducir el riesgo de sufrir estos efectos secundarios. Tu dentista puede recomendarte tratamientos especiales de fluoruro durante la radiación o la quimioterapia. El médico también puede recomendar ejercicios de mandíbula para prevenir o reducir la rigidez.

Si te hacen un trasplante de celda de médula ósea o de tallo, los pacientes suelen recibir una dosis alta de quimioterapia, que puede causar cualquiera de los efectos secundarios mencionados en esta sección. Además, si recibes un trasplante de médula ósea Allo, también puedes desarrollar una sensibilidad a alimentos picantes, ácidos o dificultad para tragar.

Además de ir al dentista y mantener al médico informado sobre cualquier efecto secundario, aquí hay algunas cosas que puedes hacer para reducir estos efectos:

- Cepíllate los dientes dos veces al día y usa hilo dental.
- Evita el alcohol y los alimentos con texturas y sabores extremos, ya que pueden irritar tu boca y encías.
- Reduce el consumo de azúcar y elimina los refrescos, ya que las bacterias se alimentan de azúcar, lo que lleva a la caries.
- Sal para obtener vitamina D de forma natural, come lácteos, huevos y pescado.

# Pérdida Ósea y Osteoporosis

Pensamos en los esqueletos en Halloween y en películas de terror, pero lo que algunos tratamientos para el cáncer de mama pueden hacerle a tu esqueleto no es gracioso. Como parte natural del proceso de envejecimiento, tanto los hombres como las mujeres comienzan a experimentar la pérdida en la densidad ósea de alrededor de los 35 años, la pérdida es mucho más significativa para las mujeres después de pasar por la menopausia. Esto se debe a que los ovarios ya no producen el estrógeno, esta hormona es importante porque protege contra la pérdida ósea, las fracturas y la osteoporosis.

Algunas quimioterapias, terapias hormonales y fármacos de supresión de ovarios, causan pérdida de la función ovárica y reducen los niveles de estrógeno. Supongamos que no has pasado por la menopausia antes de comenzar el tratamiento del cáncer, en ese caso, puedes pasarla antes que las mujeres que no tienen cáncer de mama.

Tu médico puede prescribirte Tamoxifen como un medio para prevenir la recurrencia o el desarrollo del cáncer en el seno opuesto. Los médicos también lo prescriben si tienes un alto riesgo de cáncer de mama debido al historial familiar o has heredado genes BRCA mutados. Además de reducir el riesgo de cáncer de mama o su recurrencia, el Tamoxifen puede prevenir la pérdida ósea después de pasar por la menopausia y reducirá el colesterol.

Debido al riesgo de pérdida ósea u osteoporosis, algunos proveedores médicos recomiendan realizarse una prueba de densidad ósea (escaneo de DEXA) antes de iniciar cualquier terapia con quimioterapia o de hormonas. Es una prueba indolora, que proporcionará una línea de base y ayudará a tu médico a recomendar tratamientos, para reducir el impacto de tus tratamientos. Además de las directrices saludables de la Asociación Médica Americana básica, aquí hay algunas cosas que puedes hacer para reducir el riesgo de pérdida ósea, fractura u osteoporosis:

- Los ejercicios de peso y resistencia son los mejores para fortalecer tus huesos. Algunas actividades de peso son caminar, subir escaleras y bailar. Levantar pesas es un buen ejercicio de resistencia, los fisioterapeutas sugieren comenzar lentamente y usar pesos ligeros (puedes usar pesos de dos o tres libras o incluso una lata grande de sopa).
- Habla con tu médico acerca de la medicación, aunque no hay cura para la osteoporosis, hay medicamentos para prevenirla y tratarla. Además, el médico puede recetarte píldoras de calcio para asegurarse de que estás recibiendo suficiente calcio. Busca pastillas de citrato de calcio con vitamina D, los endocrinólogos con los que hablamos dicen que el citrato de calcio se absorbe mejor que el carbonato de calcio. También produce menos gases, lo que puede prevenir flatulencias embarazosas.
- Busca en tu casa los peligros de caídas que pueden resultar en fracturas, elimina cualquier desorden, alfombras de dispersión, pilas de revistas y periódicos. Los familiares o amigos pueden ayudarte a eliminar los peligros y seguir las recomendaciones de salud.

## Cataratas

Supongamos que has recibido quimioterapia por el cáncer de mama, en ese caso, tal vez experimentes un efecto secundario que desconozcas a menos que lea un artículo reciente en la revista Cure, la autora del artículo pensó que se estaba convirtiendo en una vampira, ya que se había vuelto sensible a la luz brillante, especialmente en los días soleados. Desafortunadamente, sus ojos también se estaban nublando a un ritmo acelerado. Muchas sobrevivientes pensaron que el cáncer había regresado y se había

191

ido al cerebro o a los ojos. Una visita al oftalmólogo puede quitarte las dudas sobre el cáncer, es posible que te sorprenda saber que las cataratas pueden desarrollarse como un efecto secundario de la quimioterapia. Por lo general, piensas en las cataratas como una condición que se desarrolla más adelante en la vida, aun así, pueden desarrollarse a cualquier edad después del tratamiento del cáncer de mama, la autora del artículo tenía 38 años.

Desafortunadamente, no hay medicamentos ni gotas para los ojos para tratar las cataratas, por lo que, la cirugía es la única opción. Tus ojos son preciosos y aunque has sido fuerte durante el tratamiento contra el cáncer, este es un miedo nuevo. Tu mente estaría dando vueltas como la cabeza de la autora del artículo. Si desarrollas cataratas después de la quimioterapia, afectará a ambos ojos, por lo que, debes someterte a una cirugía ocular dos veces. Tal vez pienses, "¡Ay, no! No quiero ni dos cirugías más", es la única opción porque el cirujano solo opera un ojo a la vez y necesitas el otro ojo para ver, mientras el ojo operado sana.

Leanore, una sobreviviente de cáncer de mama, requirió cirugía de cataratas y dijo que la cirugía no fue tan aterradora como temía, especialmente después de enfrentar el cáncer dos veces. El médico le aseguró que la cirugía de cataratas era la cirugía más segura y efectiva. Algunas personas se someten a esta cirugía solo con algo para adormecer el ojo, mientras que aquellas que son aprensivas con sus ojos, como Leanore, se someten a una cirugía con un anestésico ligero.

Supongamos que notas alguno de los siguientes síntomas (En ese caso, debes consultar con tu oftalmólogo y alertar a tu oncólogo y médico principal).

- Las luces son demasiado brillantes y emiten un resplandor/halo.
- Tu visión es mala por la noche.
- Tu visión se nubla.
- Tienes visión doble o múltiple.
- Los colores parecen desteñidos.
- Cada vez es más difícil ver las cosas a lo lejos y necesitas cambiar la graduación de tus anteojos con frecuencia.

A continuación, hay algunas cosas que puedes hacer para ayudar a prevenir las cataratas después de la quimioterapia:

- Bebe menos alcohol, ya que algunos estudios muestran que es un factor contribuyente.
- Usa anteojos de sol que bloqueen los rayos ultravioleta B (UVB) siempre que estés a la luz del día.
- Usa un sombrero de ala ancha, especialmente cuando estés en la playa o en un día soleado.
- Examina tus ojos regularmente con un oftalmólogo (verificará si tienes cataratas y otros problemas oculares).
- Controla otras condiciones de salud (como la diabetes) que pueden contribuir a las cataratas.

## Síntomas de la Menopausia

Hay varias cosas a tener en cuenta sobre la relación entre el cáncer de mama y la menopausia. Primero, hemos leído artículos, hablado con médicos y revisado investigaciones, esas fuentes confirmaron que las mujeres que pasan por la menopausia temprano tienen un mayor riesgo de cáncer de mama, esa es una buena razón para no saltarte el chequeo anual con el ginecólogo. Dicho esto, esta sección se centra en la relación opuesta, algunos tratamientos para el cáncer de mama hacen que las mujeres entren en la menopausia antes de tiempo.

Los tratamientos como la quimioterapia, la terapia hormonal (endocrina) y la supresión ovárica (detener el funcionamiento de los ovarios de manera temporal o permanente) pueden hacer que el cuerpo experimente los síntomas de la menopausia. En algunos casos, las mujeres de hasta 35 años pueden entrar en la menopausia, muchas otras solo experimentan síntomas y sus períodos regresan después de que finaliza el tratamiento. Sus períodos no volverán si todavía están tomando medicamentos durante cinco años después del tratamiento.

Además, cuando se les diagnostica, muchas mujeres están tomando terapia de reemplazo hormonal (TRH) para aliviar los síntomas de la menopausia. Si estás tomando este tipo de medicación, habla con tu equipo médico, que probablemente te aconsejarán que dejes de tomar esa medicación.

Los síntomas pueden desarrollarse gradualmente, pero para otras mujeres los síntomas comienzan repentinamente. No te avergüences, ni esperes para pedir ayuda. Ponte en contacto con tu médico, el médico de tu equipo al que debes llamar depende de tus síntomas y molestias. Te sugerimos comenzar con el ginecólogo u oncólogo, ya que pueden trabajar con los demás miembros de tu equipo o derivarte a un especialista. Es beneficioso usar tu diario para registrar y rastrear tus síntomas.

A hay algunas de las cosas que puedes hacer para ayudar a controlar tus síntomas.

## Sofocos

Los sofocos son la sensación de calor repentino en la parte superior del cuerpo, por lo general, es más intenso en la cara, el cuello y el pecho. Tu piel puede ponerse roja como si te estuvieras sonrojando. También puede causar sudoración, a veces empapando la ropa. Es posible que sientas escalofríos después de que termine el sofoco, si los experimentas:

- Prueba los suplementos de venta libre como Black Cohosh, Vitamina D o una combinación de Vitamina E y Primrose que se sabe que ayudan.
- Cuando estés despierta, vístete con ropa ligera en capas para que puedas quitarte una capa en el momento en que comience el sofoco. Comienza con una camiseta sin mangas, agrega una camiseta o una blusa liviana y luego

195

un suéter (la tela depende del clima en tu área o ambiente de la habitación). Usa ropa holgada y evita el algodón ya que absorbe y retiene la humedad, elige telas como la de la ropa de yoga o de ejercicio, ya que absorben la humedad. Pat sufría de sofocos diarios, por lo que traía un juego extra de ropa para el trabajo y las actividades. Era un seguro, ya que no quería avergonzarse porque la ropa mojada se adhiriera a su ropa interior o la revelara.

- En el día, ten a mano un pequeño ventilador eléctrico o de pilas, también puedes tener un abanico de papel.
- Puedes encontrar toallas refrescantes en el departamento de ropa deportiva, están diseñadas para corredores y amantes del gimnasio.
- Lleva un rociador de agua para usar en la cara o las muñecas para refrescarte. También necesitarás una toalla pequeña para que no te mojes demasiado.
- Ten siempre una botella de agua para mantenerte hidratada.
- Evita la cafeína, el alcohol y las comidas picantes, ya que todas pueden darte calor.
- Hay algunos medicamentos disponibles para aliviar los síntomas de los sofocos, recuerda que debes consultar con tu equipo de tratamiento antes de tomar cualquier medicamento, ya que puede tener un efecto negativo en tu tratamiento contra el cáncer. Además, otras prescripciones pueden tener efectos secundarios que aumentarían tu incomodidad.

## Sudores Nocturnos

Los sudores nocturnos son sofocos por la noche y para evitarlos puedes:

- Mantén tu habitación a una temperatura agradable. Puedes tener un ventilador para bajar la temperatura y aumentar el flujo de aire.
- Por la noche, usa una camisa suave para dormir o un pijama liviano, además, usa una funda de almohada de seda, una almohada especialmente diseñada que se mantenga fresca o una bufanda ligera por la noche. También puedes encontrar comodidad con pijamas hechos de fibras naturales como el bambú y otras telas absorbentes.
- Además, muchas de las sugerencias para los sofocos también se aplican a los sudores nocturnos.

## Insomnio

Si tienes problemas para dormir:

- Acuéstate y levántate a la misma hora todos los días.
- Trata de relajarte una hora antes de acostarte.
- Evita la computadora y la televisión una hora antes de acostarte. Algunas mujeres encuentran útiles los anteojos antideslumbrantes para luz azul, si quieren ver su programa favorito antes de acostarse.
- Los médicos a menudo recomiendan melatonina de venta libre.
- No pases varias noches sin dormir, habla con tu equipo y déjales saber de esto.

## Cambios en Tu Piel

Cuando el estrógeno disminuye, también lo hace el colágeno y como resultado, tu piel comienza a ceder, también puede volverse seca, escamosa y desarrollar manchas oscuras. Puede aparecer vello repentinamente, en el labio superior y la barbilla. Los brotes de acné también son un síntoma común. Si su piel está seca, escamosa o flácida:

- Remueve el maquillaje y la suciedad de tu rostro todos los días. Si eliges un limpiador en espuma, que sea uno hecho para pieles sensibles. Otros limpiadores espumosos secarán aún más tu piel.
- Elige un humectante que contenga ácido hialurónico, este ayudará a retener el agua y a mantener la piel flexible.
- Si está en tu presupuesto, elige un suero o crema con antioxidantes, ya que puede ayudar. Por ejemplo, la vitamina C es un antioxidante que combate los radicales libres que contribuyen al envejecimiento de la piel.

No vayas a la farmacia por la crema para el acné que usan los adolescentes si tienes un brote de acné, estas son demasiado duras y resecan tu piel. En su lugar, prueba algo con ácido salicílico y si eso no funciona, consulta a tu médico o dermatólogo.

Supongamos que te aparecen manchas oscuras, especialmente en la cara y las manos, en ese caso, puedes probar las cremas de venta libre con el permiso de tu equipo médico. Desafortunadamente, las mujeres nos han dicho que no han tenido mucho éxito con ellos. Tu médico puede referirte a un dermatólogo que puede recetarte un medicamento o darte un tratamiento de peeling facial o láser (IPL) en el consultorio. Recuerda que necesitarás la aprobación de tu equipo para esos tratamientos.

Si tu piel se siente como si un ejército de hormigas se arrastrara por ella, no estás sola. Es otro síntoma común de la menopausia causado por niveles reducidos de estrógeno, dado que la terapia de reemplazo hormonal (TRH) no se recomienda para pacientes con cáncer de mama bajo tratamiento, puedes probar los antihistamínicos con el permiso de tu médico. Si no funciona o no es una opción, muchas mujeres han dicho que obtuvieron alivio con la acupuntura.

Si notas vello facial no deseado, puedes usar las habituales pinzas, cera, hilo y cremas depilatorias, el vello volverá a crecer con todos esos métodos. Puedes eliminar el vello de forma permanente con un tratamiento con láser, pero solo funciona en vello oscuro y no en vello claro.

## Cambios de Humor

Si alguien cercano o tú misma notas cambios en tu estado de ánimo, ansiedad o irritabilidad, prueba algunas de estas sugerencias:

- Toma un baño o una ducha tibia y relajante.
- Identifica y reduce o elimina las fuentes de estrés.
- Haz ejercicio porque te da energía y reduce el estrés.
- Asegúrate de descansar lo suficiente y dormir sin interrupciones, la falta de sueño puede irritarte, enojarte o ponerte ansiosa.

- Mantén el nivel de azúcar en la sangre controlado comiendo tres comidas y meriendas pequeñas durante el día. Un nivel bajo de azúcar en la sangre puede causarte cansancio y mal humor.
- Los suplementos como SAMe o St. John's Wart pueden ayudarte
- Considera los tratamientos complementarios

## Dolor en las Articulaciones

El dolor en las articulaciones puede afectar las rodillas, los hombros, el cuello, los codos o las manos, también puede afectar lesiones anteriores. A medida que disminuye el estrógeno, aumenta el dolor, además, puede causar artritis relacionada con la menopausia, así que si experimentas dolor en las articulaciones:

- Algunas cremas y geles de venta libre pueden aliviar el dolor, además, muchas personas encuentran alivio usando tinturas y cremas de CBD.
- Si no te ayudan, habla con tu médico principal y el oncólogo, querrán monitorearte y posiblemente ajustar tus medicaciones o darte una prescripción para aliviar el dolor.

# Embarazo Después del Tratamiento del Cáncer de Mama

Supongamos que estás recibiendo quimioterapia o tamoxifeno para aumentar tus chances de supervivencia, después tienes que hablar con tu médico sobre el impacto en tu fertilidad y capacidad para tener hijos después del tratamiento. Algunos tipos de quimioterapia y la supresión ovárica pueden causar menopausia durante el tratamiento si aún no la has experimentado. Si no has pasado por la menopausia antes del tratamiento, tus períodos podrían regresar después de que este termine. Si quieres tener hijos, también significará que tendrás menos posibilidades de embarazo en comparación con la población general o las sobrevivientes de otros tipos de cáncer. Los estudios también mostraron que las sobrevivientes de cáncer de mama pueden tener complicaciones en el embarazo, lo que significa que tal vez necesites un control más estricto.

Supongamos que no necesitas quimioterapia, eres premenopáusica y tienes un tumor con hormonas positivas, en ese caso, el medicamento mayormente recetado es el tamoxifeno, su propósito es reducir la recurrencia del cáncer de mama. En esa situación, no deberías quedar embarazada porque los médicos advierten que provoca discapacidades congénitas. Los médicos recomiendan usar un método anticonceptivo no hormonal, un diafragma o condones mientras tomas tamoxifeno y durante dos meses después de dejarlo. Si recibiste un diagnóstico reciente a cuando tu médico te recetó tamoxifeno, puedes tomarlo durante diez años y eso puede tener un impacto en tus planes a largo plazo para tener hijos. Te recomendamos discutir seriamente sobre la planificación familiar y los efectos secundarios del tratamiento.

Hay otra área que debes considerar si quieres tener hijos después del tratamiento. La preservación de la fertilidad implica recolectar los óvulos y congelarlos, esto requiere coordinación entre tu equipo de cáncer y un especialista en fertilidad, ya que el tiempo es fundamental y debes decidirlo antes de comenzar el tratamiento. Por lo general, cuando las mujeres recurren a los procedimientos de fertilidad, se les administran medicamentos para estimular los ovarios para que produzcan más óvulos. No todos los medicamentos habituales son seguros para las pacientes con cáncer de mama. También puedes optar por tomar un medicamento que protege tus ovarios mientras te sometes a la quimioterapia y tomas tamoxifeno. Es por eso que necesitas tomar una decisión rápidamente y coordinar tus citas. También puedes considerar el costo, ya que el seguro generalmente no cubre el costo de la preservación de la fertilidad.

La buena noticia es que el embarazo después del cáncer de mama no reduce las posibilidades de supervivencia. Obviamente, no podrás amamantar después de una doble mastectomía y tampoco se puede con la mama afectada tras una lumpectomía. La lactancia materna puede ser posible con el seno no afectado.

## Problemas Sexuales

Desafortunadamente, muchos médicos se enfocan en mantenerte con vida y matar el cáncer, por lo que no discuten los cambios que puedes esperar, como los efectos secundarios asociados a tu vida sexual, algunos miembros del equipo incluso minimizan el tema. Muchas pacientes dicen que la calidad de vida es tan importante como la cantidad, al mismo tiempo, otras dudan en ser asertivas al pedir ayuda o se avergüenzan de discutir este tema tan personal.

Las dificultades sexuales no son algo raro en pacientes y sobrevivientes de cáncer de mama. La cirugía y los tratamientos como la quimioterapia, la radiación y la supresión hormonal pueden afectar tu cuerpo, percepción propia y sexualidad, además, puedes sentirte ansiosa y agotada. Manejar todo puede ser abrumador, por lo que tal vez el sexo no esté en tu mente, especialmente al comienzo y durante el tratamiento. Pero a medida que logres controlar las cosas y comenzarás a sentirte mejor, desearás recuperar la intimidad para sentirte amada y apoyada. El sexo es una forma de experimentar la intimidad, pero no es la única forma, así que hablemos de los efectos secundarios en tu vida sexual y cómo manejarlos, luego hablaremos de otras formas de expresar la intimidad.

A continuación, enlistamos los efectos secundarios que las mujeres informaron con mayor frecuencia durante y después del tratamiento del cáncer de mama y lo que puedes hacer al respecto.

Por supuesto, el tratamiento y tu progreso afectarán los efectos secundarios que puedas tener y su gravedad.

## 1- Disminución o Pérdida del Deseo y Energía Sexual

La disminución o pérdida del deseo puede resultar de niveles más bajos de estrógeno o fatiga causada por el tratamiento y los efectos secundarios de la menopausia también pueden provocar una falta de interés por el sexo.

## 2- Dolor Durante la Penetración

El dolor puede resultar del adelgazamiento de la vagina debido al tratamiento o medicamentos. La sequedad en la vagina también puede causar dolor, este es el resultado del nivel más bajo o la falta de estrógeno, causado por el tratamiento o medicamento que suprime la función de tus ovarios.

## 3- Dificultad para Alcanzar el Clímax

La ansiedad, la depresión y los tratamientos pueden tener un impacto negativo en tu capacidad para tener un orgasmo, incluso si lo tienes, puede ser menos intenso y puedes experimentar menos satisfacción y disfrute.

Aunque muchos médicos descartan los efectos secundarios que afectan tu vida sexual, coméntalo a un médico en tu equipo, ya que puede ayudarte con cosas como aumentar tu energía, también puede ayudar con el tiempo programado para finalizar el tratamiento y desaparecer algunos síntomas. Te sugerimos hablar con el orientador de pacientes para que te remita a un asesor especializado en terapia sexual.

No dudes en hablar con tu pareja sobre lo que sientes, pueden probar lubricantes para la sequedad vaginal y diferentes posiciones para eliminar el dolor. Recuerda, hay más formas de experimentar la intimidad aparte del sexo, una conexión verdadera incluye los cuatro tipos de intimidad:

## 1- Intimidad Emocional

En este tipo de intimidad, creas una sensación de cercanía al mostrar empatía, respeto y comunicarte. Mantén las cosas simples, especialmente cuando dices las cosas que son difíciles de decir. Piensa siempre antes de hablar y mantén la conversación positiva.

## 2- Intimidad Mental

En este tipo de intimidad, ambos están mentalmente en la misma página. Tienen buenas conversaciones y se responden. Algunos dicen que se conocen tan bien que terminan las frases del otro.

## 3- Intimidad Espiritual

Este tipo de intimidad no significa que comparten la misma religión, pero comparten los mismos valores o ética. Puedes compartir lo que le da sentido a tu vida.

## 4- Intimidad Física

Este tipo de intimidad incluye el sexo, también incluye besar, tocar, abrazar, sostener y expresiones físicas de amor similares.

# Aumento de Peso

El aumento de peso no es nada nuevo con el tratamiento del cáncer de mama y la menopausia. Hay varias razones por las que se aumenta de peso con la menopausia provocada por el tratamiento del cáncer de mama. En primer lugar, tal vez te resulte difícil mantenerte físicamente activa durante el tratamiento, también puede ser un desafío comer una dieta saludable. Y los esteroides que se recetan junto con la quimioterapia tienden a hacer que aumentes de peso. Además de que los ovarios no están produciendo estrógeno, una disminución de estrógeno provoca una reducción de la masa muscular y dado que tus músculos queman más calorías que grasa, necesitas menos calorías para mantener tu peso corporal anterior a la menopausia. Mantener un peso saludable es clave para evitar otras enfermedades o efectos secundarios. ¿Entonces que puedes hacer?

- Haz ejercicio, incluso si solo puedes hacer ejercicio ligero o moderado, como caminar.
- Consume una dieta saludable y balanceada con la cantidad correcta de calorías. El nutricionista de tu equipo puede

ayudarte a planificar comidas que mantengan tu fuerza y te ayuden a controlar tu peso.

**Lección:** Esta fue una lista larga de efectos a largo plazo o crónicos del cáncer de mama. Debes de ser consciente de todas las posibilidades cuando empieces el tratamiento, ya que tener expectativas realistas te ayuda a manejar los desafíos. Verifica los hechos con tu equipo médico y haz preguntas sobre los efectos crónicos y a largo plazo.

# Capítulo 28: Señales Tempranas y Manejo del Linfedema

A menudo recibimos preguntas sobre el dolor y la hinchazón que se producen después de la cirugía para el cáncer de mama, hablaremos de lo que lo causa. Te daremos algunas señales de alerta temprana y sugeriremos algunas cosas para manejarlo.

La infección es una preocupación después de la cirugía, especialmente si te extirparon alguno de los ganglios linfáticos. El sistema inmunológico es crítico para tu salud porque es la defensa del cuerpo contra enfermedades e infecciones, el sistema linfático es parte de ese sistema inmunológico. Los ganglios linfáticos drenan los desechos dañinos que ingresan a tu cuerpo, también le dicen a tu sistema inmunológico que responda y detenga cualquier infección. Desafortunadamente, cuando se extirpan los ganglios linfáticos cerca de un sitio cancerígeno, se interrumpe el flujo linfático y puede causar dolor e inflamación, también hace que sea más difícil para el sistema linfático lidiar con cortes e infecciones. Además, esto puede conducir a una condición llamada linfedema, si se eliminan muchos ganglios del área de la axila, corres un mayor riesgo.

El linfedema puede ocurrir en cualquier momento después de la cirugía, la quimioterapia o la radiación a los ganglios linfáticos.

Puede comenzar tan pronto como unos pocos días o de cuatro a seis semanas después de la cirugía o la radiación, pero ocurre comúnmente de dieciocho a veinticuatro meses después. Esto se debe a que tu cuerpo no solo se cura en la superficie donde ves las cicatrices, sino que las fibras debajo de la superficie también deben entretejerse y curarse y eso puede tardar hasta dos años.

Las pacientes con las que hablamos notaron que sintieron un cambio en las sensaciones, dicen que comenzó como un hormigueo o entumecimiento en el brazo por uno o dos días, se fue y luego reapareció, sintieron que sus anillos, pulseras y relojes estaban apretados o que ya no podían ponérselos. Otras mujeres dijeron que notaron dolor, incomodidad o calor en la axila, el pecho, el seno o el brazo.

Si notas alguno de estos cambios, es fundamental que se lo informes al médico. Es la manera que tiene tu cuerpo de decirte que algo anda mal. Desafortunadamente, es posible que tu médico o fisioterapeuta no tenga experiencia con el linfedema, en ese caso, puede que no tomen en serio tus síntomas o los minimicen, las mujeres dicen que esto es especialmente cierto si los síntomas parecen leves al principio. Recuerda que tú conoces tu cuerpo mejor que nadie, así que, si experimentas síntomas, busca a alguien capacitado en el diagnóstico y tratamiento del linfedema. Cuando buscas ayuda temprano, el médico a menudo puede usar tratamientos conservadores para evitar que el linfedema se convierta en una condición persistente y limitante.

Cada paciente es diferente, por lo que consultamos a varios médicos y a breastcancer.org y nos dieron algunas de las señales más tempranas:

- Sensación de llenura o pesadez en la mano, el brazo, el pecho, el seno o la axila.
- Tienes dificultad para ponerte y quitarte relojes, anillos o pulseras.
- Nota cambios en la textura o apariencia de tu piel, como tirantez, enrojecimiento o endurecimiento.
- Tus hombros, manos o muñecas se sienten tensos o tienen menos flexibilidad.
- Sientes dolor "punzadas" u hormigueo.
- Sientes sensibilidad en los codos.
- Experimentas una hinchazón leve en el brazo, la mano, el pecho o el seno, y si presionas un dedo en el área, se hace un hoyo temporal en la piel.
- Las venas o los tendones de la mano se hacen más difíciles de ver, y/o los nudillos son menos visibles o la piel que antes tenía arrugas se ve más joven o más suave.
- Tienes problemas para meter tu brazo en una chaqueta o manga de camisa, que te quedaba bien antes de comenzar el tratamiento.
- Tu sostén se siente más apretado; no te queda igual o te deja marcas en la piel.
- Notas que los dos lados de tu espalda se ven de distinto tamaño (asimétricos).

- Tienes sarpullido, picazón, enrojecimiento, dolor y tu piel se siente caliente.
- Tienes fiebre o síntomas similares a los de la gripe.

Si tienes algunos de estos síntomas, aunque desaparezcan por sí solos, consulta a tu médico. Si tienes hinchazón, eso te dice que algo anda mal y cuanto más esperes, es más probable que el linfedema se acumule en tu tejido, una vez que pasa esto, puede causar daños duraderos. Además, cuanto más esperes, más tiempo y energía gastarás en el tratamiento.

Si no tienes hinchazón, pero tiene otros síntomas como fiebre, cansancio extremo o no te sientes bien, podría ser un signo de infección, así que ve al médico y haz que te revisen.

Como mencionamos, el linfedema generalmente ocurre gradualmente, por lo que, si tienes una hinchazón repentina y severa, acude al médico inmediatamente, podría ser muchas cosas, una infección, un coágulo de sangre o un cáncer que podría reaparecer y afectar tu sistema linfático.

Desafortunadamente, el riesgo de linfedema en pacientes con cáncer de mama es de por vida, no se puede curar, pero se puede controlar.

¿Entonces que puedes hacer?

- Infórmate sobre el linfedema y cómo puedes reducir el riesgo.

211

- Aunque se recomienda hacer ejercicio, hazlo con mesura. Comienza con pesos livianos y pocas repeticiones. Los médicos y fisioterapeutas recomiendan usar prendas de compresión mientras haces ejercicio.
- Hay vendajes y mangas de compresión disponibles en línea a un precio bajo, vienen en colores naturales, brillantes y de temporada, así como en patrones, incluso hay estilos que parecen tener tatuajes. Aquí hay un enlace: compresionguru.com/lymphedema/arm#page=1
- Puedes tener vendajes y mangas de compresión hechos a medida para adaptarse a tus brazos. Habla con tu médico o navegador de pacientes para determinar si es necesario para tu caso.
- Si experimentas alguna hinchazón, eleva el brazo para reducir la hinchazón.
- Los estiramientos y la respiración profunda también ayudarán a reducir la hinchazón.
- Ten una dieta balanceada y baja en sodio (sal). Demasiada sal hará que retengas agua y te hinches.
- Limita tu exposición al sol y usa protector solar.
- Evita el agua extremadamente caliente cuando laves los platos, te duches o te bañes. Además, encontramos que los médicos recomiendan usar jabón antibacterial.
- Usa guantes cuando laves los platos, limpies y trabajes en el jardín.
- Nunca uses un sauna o un jacuzzi.
- Evita los rasguños y mordeduras de mascotas.
- Durante la temporada de insectos, usa mangas largas y repelente.

- Lleva un pequeño botiquín de primeros auxilios con desinfectante antibacterial para la piel, pomada antibiótica y vendajes.
- Los médicos recomiendan usar una máquina de afeitar eléctrica para afeitarte las axilas. Si usas cuchillas, aféitate frente a un espejo, usa crema de afeitar y ten cuidado de no cortarte la piel.
- Si solo un brazo está afectado, lleva tu bolso en el otro hombro y si has tenido una mastectomía doble, aligera tu bolso y lleva solo lo necesario.
- Obtén ayuda para levantar cajas y paquetes pesados.
- Si te extirparon los ganglios linfáticos de un solo lado, hazte las vías intravenosas y extrae sangre del otro brazo. Además, recuérdale de esto a la enfermera cuando te controlen la presión arterial.
- Considera comprar un brazalete de alerta médica para advertir al personal de emergencia que no tome tu presión arterial ni coloque agujas en el brazo afectado. También puedes agregar esa información a la aplicación de información médica en tu teléfono inteligente, si lo tienes.
- Si te cortas o te quemas, limpia el área con jabón antibacterial, usa Neosporin o pomada antibiótica de marca comercial y cúbrela con una venda.
- Los médicos han descubierto que un masaje linfático removerá el exceso de líquido del área hinchada, te hará sentir más cómoda y puede reducir el dolor asociado con la hinchazón.
- El médico puede recetarte una bomba secuencial para mover la acumulación de líquido. Consulta con tu compañía de seguros o Medicare sobre los requisitos de cobertura antes de comprar uno.

**Lección:** El linfedema es una afección que no se puede curar, pero existen formas de mejorar o aliviar los síntomas, es fundamental controlarlo. Habla con tu médico o enfermero orientador para obtener estrategias para manejar tu caso. Si el médico no está familiarizado con el diagnóstico y el tratamiento, busca uno capacitado para diagnosticar y tratar esta afección. Además, habla con tu consejero para sobrellevar los sentimientos asociados con el linfedema.

# Capítulo 29: Cartas de Pacientes para el Médico

*Querido Doctor,*

*Gracias por salvar mi vida, me trataste como si fuera parte de tu familia, como si fuera tu hermana. Lloraste conmigo, reíste conmigo y me hiciste ocho cirugías. ¡Muchas gracias!*

*Querido Doctor,*

*Tengo cáncer, no soy una leprosa. Puedes tocarme con bondad, con tu Corazón, con un Toque Suave. Solo quiero que sepas que lo que sea con lo que me toques, no soy contagiosa. Lo único que puedo transmitirte es el miedo que siento cuando estoy mal y la gratitud que siento cuando estoy bien.*

Estas son dos cartas escritas por pacientes completamente distintas para sus médicos, estas fueron el resultado de un proyecto realizado en un Campamento de Mujeres de Faces of Courage, que fue creado por la artista y enfermera de cuidados paliativos Kathy Iwanowski de *Kathy Iwanowski Studios' Initiative*. Comenzó como una exhibición relacionada con pacientes con cáncer de mama y sus sentimientos, la idea era que las pacientes escribieran una carta desde su perspectiva sobre la atención de la persona que dirigió el tratamiento —el médico. La creadora del proyecto dijo: "Fue tan poderoso ver a cada mujer escribir su "prescripción" sobre la buena o mala atención que sintieron que recibieron durante su tratamiento contra el cáncer, pero fue aún más poderoso verlas en la bata de laboratorio de un médico; Creo que tuvo un gran impacto visual en todas nosotras cuando se hizo esto".

Las mujeres realmente se tomaron el tiempo para pensar en lo que querían escribir y se sintieron aliviadas de poder decirle algo de manera simbólica al médico. Una de las mujeres dijo: "He querido decir eso por mucho tiempo y ahora siento que me lo he sacado del pecho".

La necesidad de expresar los sentimientos no es poco común, nos encantó saber que la Asociación Médica Estadounidense y los capacitadores médicos en universidades como Columbia reconocen esta necesidad. Están adoptando métodos para "reconocer, absorber, interpretar y responder a las historias y las situaciones difíciles de los demás", a esta práctica se le llama medicina narrativa. Las historias capturadas en la medicina narrativa ayudan a cerrar la brecha en las relaciones, por ejemplo, las relaciones entre el médico y el paciente, con una misma, los colegas y la sociedad. Las cartas escritas por las pacientes para los médicos son una ventana a estas conexiones, a medida que se desarrolle esta nueva experiencia, mejorará la comunicación, la comprensión y la conexión mente-cuerpo del paciente. Puedes leer más sobre la medicina narrativa y el impacto tanto en el médico como en el paciente en este enlace: jamanetwork.com/journals/jama/fullarticle/194300

A continuación, compartimos algunas prescripciones/cartas escritas por las campistas. Mientras las lees, piensa en el impacto que compartirlas, puede tener en las opiniones y sentimientos tanto de los médicos como de los pacientes.

- Cuando le diga a una paciente que tiene cáncer de mama, asegúrese de mostrar algo de empatía y no tratar a la paciente como si fuera contagiosa con su actitud distante.
- Gracias por ser la doctora/mujer que eres, porque le das esperanza a muchas mujeres que de otro modo estarían perdidas.

- Soy sobreviviente de cáncer desde hace 4 años y 9 meses, no puedo agradecerle lo suficiente a Dios por mi salud, le doy todos los elogios, solo quería decir, "gracias, Señor".

- Por cada paciente que trate, asegúrese de mostrar interés y preocupación, responda las preguntas, hábleles en un nivel que puedan entender. Tenga empatía. ¡Sea un aprendiz, dador e investigador continuamente!

- Sigan haciendo lo que hacen. Durante mi tratamiento de principio a fin, el personal del centro me trató con amabilidad y dignidad, esto me hizo sentir muy especial. Mi experiencia fue reconfortante y memorable.

- Para: Mis Médicos Oncólogos y Enfermeras. ¡¡Sigan brindando la maravillosa, amable y amorosa atención a todos los pacientes que entran por sus puertas, tal como lo hicieron conmigo!!

- Asegúrate de apreciar a los maravillosos ángeles que son las enfermeras Dios bendiga a mi ángel especial.

- Los pacientes también son personas, se preocupan por su salud, no todos son hipocondríacos o solo quieren hacerte perder el tiempo.

- Estimado oncólogo, no soy una paciente de cáncer más, soy una mujer, un ser humano que lucha por su vida, por favor, tráteme como el individuo importante que soy ¡MI VIDA DEPENDE DE USTED!

- No informe a sus pacientes que tienen cáncer a través de una llamada telefónica.
- Me hace sentir como alguien especial, me humaniza con su compasión y paciencia.
- Estimado doctor: No soy el cáncer de mama en la Sala 2. Tengo un nombre... Diríjase a mi alguna vez, A MI.
- ¡Las enfermeras son geniales! Los propios médicos te hacen sentir como un objeto o un cheque de pago.
- Continúen dando una excelente atención a los pacientes.
- Sea tan comprensivo con todos sus pacientes como lo fue conmigo, hizo todo mucho más fácil de lo que pensé que sería. ES EL MEJOR.
- Doctor, usted es una bendición disfrazada. Proporciona un ambiente amoroso y afectuoso, asegurándose siempre de que una esté cómoda y se sienta como un ser humano.
- Acorte el tiempo entre el diagnóstico y el tratamiento, y trate a sus pacientes como individuos, no como una estadística.
- Tráteme como un individuo y explíqueme mis problemas médicos en un lenguaje simple.
- El médico que me hizo la biopsia de mama me llamó por teléfono mientras estaba en el trabajo para decirme que tenía cáncer de mama, quedé decepcionada.

- Una dosis extra de dulzura y consideración antes de hablar.

- Cuando trabaje con una paciente que tiene dos médicos, uno en un hospital oncológico y el otro médico de atención primaria, manténgase en contacto con todos los médicos relacionados con esta paciente. Firmado: La paciente que estuvo confundida durante 3 meses.

- Quiero tomar un medicamento que pueda ingerir sin enfermarme.

- Confirma siempre con una segunda opinión y ora antes de cada operación.

- ¡No descartes ni a una persona por lo que puedas pensar! Se lo más positiva que puedas

- Mi experiencia con el cáncer nos ha unido a mi familia y a mí. Doy gracias a Dios hasta el día de hoy porque me ha ayudado, solo el amor y la fe son el poder de la curación.

- Me hace sentir muy bien en cada visita, me siento curada cuando salgo de su oficina. Aprecio el gran trabajo que hizo en mi cirugía, estoy feliz de decir que no he tenido problemas debido a su experiencia.

- Gracias a las enfermeras de quimioterapia tan atentas y altamente capacitadas. Hicieron el proceso más llevadero.

- Continúe siendo realista, sea directo y no endulce la información.

- Gracias por ser un médico tan motivador y cuidadoso. ¡Gracias a su ternura, todavía estoy aquí para hablar de su excelente trato y la atención que brinda a sus pacientes!

- Doctor, devuelva mis llamadas cuando necesite hablar con usted.

- Piense en salvar más vidas en lugar de obtener ganancias.

- Ha sido maravilloso desde la primera vez que fui a verle después de mi diagnóstico. Estoy agradecida de tener un médico dedicado como usted en mi equipo. Doy gracias a Dios que trabajó a través de usted durante este tiempo tan estresante para salvarme.

- Agradezco a mi cirujano por apelar a mi compañía de seguros por días adicionales en el hospital.

- Me encantaría que mantuviera esa actitud positiva y amistosa, me encanta su paciencia y el cariño que me ha dado, su personal es el mejor de todos.
  P.D.: Gracias a sus enfermeras de quimioterapia, mi tratamiento fue más sencillo. Los quiero a todos.

- Le agradezco su atención médica, pero le agradezco a Dios por la vida.

- Se debe realizar una prueba de patología en "cualquier cosa" extraída del cuerpo, entonces, ¿por qué no se hace esto?

- Solo quiero agradecerle mucho por salvarme la vida.

Gracias, por permitir que Dios trabajara a través de sus manos y el cáncer se ha ido.

- Tuve mucho miedo cuando mi hermana fue diagnosticada 3 semanas después de mí. Mi médico me dijo que no es raro sentirse culpable... mi diagnóstico probablemente salvó la vida de mi hermana.

- "Solo lo que haces por Cristo perdurará". ¡Gracias por ser tan cuidadoso, amoroso, tierno y paciente durante mi tratamiento con radiación! Continúe dando de sí mismo y Dios lo bendiga.

**Lección:** Compartir los sentimientos y las historias de las pacientes es esencial para la salud mental y física de las pacientes con cáncer. Visita la página web FacesofCourage.org para escribir tu propia prescripción/carta para tu(s) médico(s).

# Capítulo 30: Abandonada a mi Suerte
*Historia de Phyllis*

Al igual que muchas sobrevivientes de cáncer, sentí una variedad de emociones el día de mi último tratamiento contra el cáncer. Sentí el dolor por lo que había perdido, me sentí como una guerrera que ya no tenía una guerra que pelear y aunque tenía un gran trabajo y metas para mi futuro, también sentía que me faltaba algo. Además, me sentía muy sola, pero cuando comencé a escribir este libro, me di cuenta de que no estaba sola, muchas sobrevivientes de cáncer experimentan estas mismas emociones. Cuando has peleado por tu vida, no regresas a la vida que tenías antes de que te diagnosticaran cáncer.

Necesitaba otro sentido de propósito, sentí que Dios me había permitido sobrevivir por una razón. Necesitaba vivir mi vida con más sentido del que me daba mi trabajo, lo amaba y me permitió tener experiencias fantásticas, viajar y conocer gente de todo el mundo, pero quería hacer algo por otras personas que enfrentaban desafíos como los que yo había superado. Al principio, compartí mi historia y mis consejos con personas diagnosticadas con cáncer que trabajaban en Xerox o vivían en mi vecindario, me sorprendió y honró cuando la gente empezó a recomendarme como la persona a quien llamar para obtener apoyo emocional e información. Me di cuenta de que mi historia podía llegar a más personas si la contaba en la televisión, por lo que, hice campaña y logré entrar en la estación local.

Me mudé varias veces tanto por motivos personales como laborales, pero siempre me mantuve en contacto con mi "familia" de Xerox y de la iglesia en Sterling, Virginia, donde asistí durante mi segunda, tercera y cuarta batalla contra el cáncer. Cuando me mudé a Pensilvania justo antes de la pandemia, me di cuenta de que las habilidades que tenía por mi trabajo, me habían ayudado a hacer una transición que a muchos sobrevivientes les resulta difícil. Siempre había manejado mis batallas contra el cáncer al igual que los proyectos en el trabajo, mantenía registros de fechas, servicios, resultados, proveedores y preguntas por responder. Había creado una tabla con mis fechas de servicio, hospital, proveedor y tratamiento, también rastreé mis percepciones y suplementos. Mi lista, a la que llamé mi "lista de servicios", detallaba mis vacunas, escaneos, radiografías, resonancias magnéticas y pruebas de laboratorio. Estos documentos fueron muy valiosos en cada lugar, el último grupo de proveedores quedó genuinamente impresionado y dijeron que todos deberían tener esos registros.

Fue entonces cuando comencé mi investigación y descubrí que las sobrevivientes se quedan abandonadas a su suerte. La mayoría de los proveedores dijeron que pensaban que las personas volvían a la vida normal cuando terminaba el tratamiento, ¡pero eso no es cierto! Tu vida nunca vuelve a ser igual a la que tenías antes. ¿Por qué es diferente? Porque cambia tu perspectiva, la experiencia hace que muchas personas busquen un propósito, es posible que no puedan regresar a su trabajo anterior o que las hayan despedido cuando se terminaron sus semanas de pago por discapacidad. Algunas quedan con cargas financieras, pierden su trabajo durante el tratamiento o se divorcian. Si experimentas problemas en tu trabajo, visita el sitio web de Livestrong y descarga la guía. Aquí está el enlace: livestrong.org/what-we-do/program/livestrong-guidebook que tiene un capítulo excelente sobre problemas laborales.

La mayoría de los pacientes con cáncer se preguntan, ¿volverá el cáncer? ¿realmente estoy libre de cáncer? Otros quieren demostrar que ganaron la guerra y otros quieren retribuir.

No existe un proceso o plan oficial para la transición de paciente a sobreviviente y existe una falta de comunicación entre el equipo oncológico y el médico principal. Como resultado, la mayoría de los sobrevivientes no saben a quién deben ver para el seguimiento, con qué frecuencia deben programar una visita de seguimiento y no saben qué buscar o qué síntomas informar a quién.

La Coalición Nacional para la Supervivencia del Cáncer, tiene un excelente sitio web con herramientas de planificación de atención para sobrevivientes. Planificación de la Atención para Sobrevivientes de Cáncer - NCCS - Coalición Nacional para la Supervivencia del Cáncer (canceradvocacy.org)

Recomiendan un plan de cuidados en tres partes: Un Plan de Atención del Tratamiento, Un Resumen del Tratamiento y un Plan de Atención de Seguimiento de Supervivencia. Incluso proporcionan formularios en el sitio para imprimir y completar los espacios en blanco con tus datos. Un buen mantenimiento de registros es útil, especialmente cuando el consultorio de un médico te pide que actualices tus registros y te entrega formularios en blanco. No quieres tener que hacer el gran esfuerzo de recordar cada detalle de cada tratamiento. El sitio recomienda visitarlo tan pronto como seas diagnosticada y comiences el seguimiento, hará que tu viaje sea menos frustrante y estresante y te permitirá un cuidado que tenga en cuenta tus necesidades o desafíos específicos.

**Lección:** Visita el sitio web de NCCS y comienza a monitorear tus síntomas, tratamiento y medicamentos. Además, realiza un seguimiento de tu seguro e información financiera, que será invaluable para múltiples propósitos, por ejemplo, pagar los impuestos, batallas con tu compañía de seguros, solicitudes de subvenciones, apoyo financiero y muchas otras situaciones.

# Capítulo 31: El Tratamiento ha Terminado – ¿Y Ahora Qué?

Has esperado con ansias tu último tratamiento, este puede ser tu última sesión de quimioterapia, tratamiento de radiación o visita al médico. Al principio, estarás celebrando una vida libre de cáncer. Pero en muchos casos, la realidad te golpea como si alguien te arrojara un balde de agua fría, estás confundida o deprimida, preguntándote cual es el siguiente paso. Desafortunadamente, no existe un libro de instrucciones para la vida despúes del cáncer, algunas personas regresan a su vida sin perder el ritmo, pero este no es el caso para todos. Como descubrimos trabajando con miles de sobrevivientes, todos se recuperan a su propio ritmo. Recuerda que no eres la misma persona y por tu experiencia sabes lo que es luchar por tu vida, puedes experimentar muchos cambios físicos como el quimiocerebro, crecimiento de cabello nuevo, implantes, hinchazón en los brazos o entumecimiento en manos y pies.

Aquí hay algunos consejos para empezar a sentirte mejor y planificar tu nueva vida.

Tu cuerpo no está hecho de ingredientes artificiales, por lo que necesita nutrientes saludables para obtener los componentes básicos para combatir el cáncer y desarrollar nuevas células saludables, por lo tanto, consume una dieta saludable y sigue el consejo de muchos médicos y nutricionistas, come como los hombres de las cavernas. Elimina los alimentos procesados, limita tu consumo de azúcar y come diferentes frutas, verduras y proteínas. Hablamos de comprar en el perímetro del mercado -no en los pasillos- porque ahí es donde se encuentran los alimentos frescos. Si puedes consultar a un nutricionista aprovecha la oportunidad, juntos pueden crear planes de comidas que no solo sean saludables, sino que también tengan sabores que disfrutarás, una dieta saludable también puede hacer que tu metabolismo y tu peso vuelvan a la normalidad.

Aunque la quimioterapia y la radiación pueden hacer que te sientas agotada, es beneficioso comenzar a hacer un poco de ejercicio tan pronto como puedas. Tu cuerpo y el médico te dirán cuándo y qué actividades puedes empezar a hacer. Se sabe que el ejercicio es bueno cuando estás saludable, pero es aún más crítico cuando te estás recuperando de un cáncer. El ejercicio aeróbico puede acelerar tu recuperación y ayudarte a digerir y procesar los alimentos. Puedes consultar con un entrenador o buscar en línea para saber tu objetivo de ritmo cardíaco, para obtener el máximo beneficio. No tienes que apuntarte a un gimnasio, puedes caminar, trotar, nadar o tomar una clase de yoga. En 2013, Livestrong®, una organización sin fines de lucro fundada por el ciclista Lance Armstrong, se asoció con la YMCA para ayudar a los sobrevivientes a recuperarse. Aquí está el enlace para verificar su programa GRATUITO cerca de tu área: cdymca.org/programs/chronic-diseases/livestrong-at-the-ymca/. Si no te sientes motivada por lo que mencionamos, tal vez estas razones para ejercitarte te ayuden:

- Ayuda a reducir el cansancio
- Mejora la circulación
- Mejora tu salud emocional y estado de ánimo
- Desarrolla músculos más fuertes
- Aumenta la fuerza central
- Mantiene tus huesos sanos
- Aumenta la cantidad de calorías que quemas

Disminuye todas las áreas de traigan estrés a tu vida. Por ejemplo, limita el tiempo que pasas con personas negativas o elimínalas de tu vida si es posible. Deja de preocuparte por lo que los demás piensen de ti, no es tu problema lo que otros piensen de ti.

No puedes complacer a todos, así que, concéntrate en lo que piensas y sientes sobre ti misma. Planifica un tiempo para hacer cosas que te hagan feliz, como un viaje, explorar algo nuevo, aprender un idioma, un nuevo pasatiempo, pintar o dedicarte a la jardinería.

Tu trabajo puede ser otra área de estrés. Si tu trabajo te causa estrés, busca uno nuevo que se adapte mejor a tu estilo y talentos, cambia de carrera o habla con un terapeuta para cambiar la forma en que gestionas el estrés laboral. No tiene que ser un terapeuta caro, algunas organizaciones ofrecen sus servicios gratis o de bajo costo. Por ejemplo, una amiga tiene un terapeuta que trabaja con ella de forma gratuita ya que está haciendo una investigación y tiene la subvención para cubrir el costo. El orientador de pacientes o persona de servicios sociales del centro de tratamiento puede ayudarte a encontrar uno en tu área.

No solo puede que estés estresada, también puedes estar deprimida y confundida cuando termines el tratamiento, así que monitorea tu salud emocional. Si estás triste por más de tres días, no te escondas debajo de las sábanas... haz algo al respecto. Haz una cita con tu médico, encuentra un terapeuta o busca un grupo de apoyo, no tienes nada de qué avergonzarte, ya que acabas de pasar por un gran trauma. A menudo, los sobrevivientes de cáncer muestran signos de trastorno de estrés postraumático (TEPT). No hay dos personas que tengan exactamente la misma situación de vida, por lo que te recuperarás en un tiempo que se ajuste a tu situación.

El tratamiento ha terminado, ahora es momento de tomar el control y retomar el rumbo con los cuidados normales y de seguimiento. Programa citas con el dentista, obstetra/ginecólogo y oftalmólogo, asegúrate de programar exploraciones y exámenes recomendados para tu edad. Después, querrás hacer citas de seguimiento con el oncólogo. Finalmente, no olvides ir a la peluquería y tal vez agregar algo nuevo a tu guardarropa.

**Lección:** Toma acción y haz un plan para tu nueva vida, incluyendo hábitos saludables y eliminando los no saludables. Sonríe, ríe, baila y canta, vive tu vida al máximo... empieza a disfrutarla de verdad.

# Capítulo 32: La Falda de las Preocupaciones y Cómo Manejar Tus Miedos

Según breastcancer.org, los psicólogos descubrieron que el miedo al cáncer de mama es diferente a cualquier otro miedo. El miedo viene en muchas formas y muchas etapas, y pesar de que la tasa de supervivencia ahora es del 90%, las mujeres aún tienen miedo de contraer cáncer, el miedo comienza incluso antes de que reciban un diagnóstico. Gran parte de esta preocupación se debe a la desinformación, la falta de información y las prácticas y creencias culturales. Adicionalmente, hay otros miedos realistas.

Una vez diagnosticadas, las etapas de preocupación son similares a las del duelo por otros traumas de la vida. Al principio, deseas que no sea verdad, no puedes aceptar el diagnóstico y niegas su veracidad. Luego aparece la ira, te enojas con el médico, el laboratorio, la enfermera, incluso con tu familia. Después algunas pueden preguntarse: "¿Por qué me pasó esto a mí?" o "¿Qué hice para merecer esta enfermedad?" Otras mujeres meten la cabeza en la arena como un avestruz y lo ignoran, y eso es peligroso. Algunas mujeres en esta etapa negocian con su Dios o poder superior, que es una reacción natural a la vulnerabilidad, suelen ofrecerse para ser más fieles, ayudar a los menos afortunados o dejar un mal hábito. Cuando todo esto no cambia el hecho de que tienen cáncer, pueden sentir resignación, impotencia e incluso depresión. No eres impotente, ni estás indefensa, en la actualidad, hay más ayuda médica, emocional y financiera disponible que nunca antes en la historia. Por último, aceptas el diagnóstico y tienes la determinación de dar todo lo que puedas en la lucha por tu vida, es en ese momento cuando buscas ayuda de médicos, familiares, amigos y organizaciones de apoyo, todos son parte de tu ejército contra el enemigo, el cáncer.

El cáncer no se parece a nada que hayas vivido antes, por lo que sientes que pierdes el control. Hasta que busques información, ganes conocimiento y tengas un plan establecido, tendrás la sensación de no saber qué esperar. No hay emociones correctas o incorrectas, sientes lo que sientes y es natural sentirte ansiosa o preocupada. Hay muchas maneras de lidiar con los sentimientos asociados con el cáncer. Queríamos compartir una historia que involucre una actividad para sobrellevar las preocupaciones sobre el cáncer y brindar más información sobre cómo lidiar con tus emociones.

El arte puede sacar verdades crudas de las que uno no podría hablar abiertamente. Entonces, Kathy Iwanowski de *Kathy Iwanowski Studios' Initiative* creó un proyecto de arte para sacar esos pensamientos a la superficie y reconocerlos, la idea era crear

233

una "falda de la preocupación". Primero, Kathy colgó una falda en la sala de reuniones principal y pidió a las mujeres en diversas etapas de su proceso de cáncer que escribieran sus miedos en una hoja de papel, luego, les pidió que dibujaran el símbolo internacional de "no" (Ø) sobre la preocupación. Luego los unieron a la "falda de las preocupaciones" con un alfiler. Fue una experiencia emocional para las mujeres dejar salir ese miedo y hablar sobre cómo lidiar con él.

A continuación, enlistamos las principales categorías de preocupaciones de las pacientes, en el orden de las preocupaciones mayormente expresadas. Luego adjuntamos algunos de los temores expresados en esas áreas. Después de leer los miedos y ver si te identificas con alguno, lee la siguiente sección, que describe cómo lidiar con las preocupaciones y sugiere dónde obtener ayuda para enfrentarlas.

1. **Familia y Comunidad**
   - No podré conocer a mi nieto
   - Estoy abandonando a mi esposo e hijos
   - Mis padres estarán tristes
   - Extraño a mi perro, gato, amigos
   - Mi hija no me tendrá ahí cuando se case o tenga hijos
   - Mi esposo encontrará a alguien más a quien amar
   - Se lo pasaré a mi familia
2. **Salud Mental**
   - Estaré deprimida, enojada, infeliz
   - Me siento atrapada

- He perdido la alegría
- Me siento nerviosa por el futuro
- Me siento vacía y aislada
- Me culpo a mí misma y me pregunto qué hice mal
- Me siento mal y culpo a los demás

## 3. Efectos Secundarios

- Me siento presionada para tomar decisiones
- Tengo miedo del dolor
- Tengo miedo de una infección
- Perderé mi cabello
- Tendré náuseas y no podré comer
- Perderé la vista
- Perderé mis testículos (sí, a los hombres también les da cáncer de mama)

## 4. Muerte

- El cáncer me vencerá
- No sobreviviré
- Moriré en un hospital
- ¿Cuánto tiempo viviré?
- Moriré como mi madre, abuela o hermana
- No hay forma de escapar de esto
- Perderé a mis amigos

## 5. Logros

- No habré realizado mi mejor trabajo
- Nunca veré Irlanda (se mencionan muchos otros países)
- Nunca podré quedar embarazada
- Hubiera, debería, podría
- Nunca iré a la universidad
- Me perderé la boda de mi hija
- Me perderé la graduación universitaria de mi hijo

6. **Pasatiempos**
   - Me temo que solo seré una espectadora
   - No podré volver a jugar al tenis
   - No podré tocar el piano
   - No podré hacer ballet u otros bailes
   - Me perderé experiencias con amigos
   - No podré trabajar en el jardín
   - No podré hacer arte
7. **Identidad**
   - No podré manejarlo con dignidad.
   - Ya no seré la madre, esposa, hermana o hija que solía ser
   - Estaré demasiado nerviosa para defenderme
   - Perderé mi poder
   - Me sentiré menos mujer
   - Se olvidarán de mi
   - Me convertiré en una estadística más
8. **Finanzas**
   - Quedaré en la quiebra
   - Mi seguro será cancelado
   - Me despedirán de mi trabajo
   - No tendré suficiente tiempo, dinero y energía
   - Recibiré muchas facturas
   - No podré pagar mi cuidado
   - No tengo seguro

# Cosas que Puedes Hacer para Sobrellevar Tus Miedos

Sobrevivientes y consejeros han compartido con nosotros sus estrategias para sobrellevar los miedos. Puedes usar diferentes técnicas para diferentes miedos.

Todos están de acuerdo en que lo primero que debes hacer es reconocer tu miedo, no te avergüences por tener preocupaciones, porque enfrentas a una nueva situación para la que no estabas preparada. Si no tienes tiempo para reflexionar, al menos haz una nota y después, decide cuál de las otras estrategias usarás para lidiar con eso.

Habla con los miembros de tu equipo, el oncólogo, el cirujano, el enfermero o el orientador del paciente/enfermero, la información honesta y válida que pueden brindarte te ayudará a saber qué esperar y cómo calmar tus temores. También puedes hablar con un consejero o un amigo con una actitud positiva, si te encuentras con amigos o extraños que quieren contarte historias de personas con dificultades o con malos resultados, detenlos y di que solo quieres escuchar historias positivas con finales felices.

Hablar con otras personas que enfrentan los desafíos del cáncer de mama puede ayudarte a no sentirte sola. El navegador de pacientes, breastcancer.org, livestrong.org y otras organizaciones similares pueden ponerte en contacto con personas en circunstancias similares.

Usa estrategias para reducir el estrés como la meditación, disfrutar de tu pasatiempo favorito, hacer ejercicio o actividades físicas como caminar, tai chi, chi gong o yoga.

No participes en actividades estresantes, especialmente cuando te estés preparando para una cirugía o estés recibiendo quimioterapia.

Ten un diario y reflexiona sobre cada día, luego escribe tres cosas -aunque sean pequeñas- por las que estás agradecida.

Asegúrate de dormir lo suficiente, trata de acostarte y levantarte a la misma hora todos los días. No te sientas culpable de tomar una siesta si estás cansada, dormir ayudará a que tu cuerpo se recupere.

También puedes probar cualquiera de las terapias complementarias.

**Lección:** Obtén información de fuentes oficiales. No desperdicies el día de hoy preocupándote por lo que pueda pasar mañana, en cambio, disfruta todo lo bueno que sucede en el presente.

# Capítulo 33: Prospera Compartiendo Tu Historia

## *La Historia de Phyllis*

He contado historias de muchas formas a lo largo de mi vida, incluso he estudiado con narradores profesionales, pero nada se compara con la transformación que he visto en pacientes con cáncer que comparten sus historias y su audiencia. He dado clases de narración para FacesofCourage.org y he sido testigo de la lucha que las mujeres tienen para hablar y compartir sus historias con otras campistas. También observé el poder curativo de sus historias tanto para ellas como para las oyentes.

Como sobreviviente, entiendo la variedad de emociones que sientes a medida que aprendes sobre tu diagnóstico durante el tratamiento. Por lo que, reconozco lo difícil que es empezar a compartir tu historia con los demás. Compartir mi historia y escuchar las historias de otros pacientes con cáncer me ha hecho darme cuenta de mis fortalezas, sanar y ayudar a otros a mejorar su salud, me ha dado un nuevo propósito y un agradecimiento más profundo por cada día.

Durante y después del tratamiento, es importante realizar actividades para mejorar tu salud física y junto con esta debes tomar medidas para mejorar tu salud mental. Los consejeros y los pacientes están de acuerdo en que tendrás sentimientos y emociones reprimidos desde el comienzo de tu viaje, te preocupa el impacto del cáncer y los tratamientos en tu vida, tu familia y tus amigos. Es un tiempo inquietante, pero expresar tus emociones al compartir tu historia puede ayudarte a aliviar tu miedo, estrés, ansiedad y soledad.

Al mejorar tu salud mental, también mejorarás tu salud física. Cuando compartas tu historia, te sentirás conectada y animada, cuando te sientas mejor mentalmente, te animarás a comer mejor, hacer ejercicio y quitarte ese pijama. Todas estas cosas son pasos positivos en el camino hacia la recuperación.

La gente a menudo me pregunta, "¿Cómo empiezo?" Siempre les digo que empiecen por escribir lo que sienten. No te preocupes si tu ortografía o gramática es correcta, simplemente escribe tus experiencias y sentimientos. Puedes desecharlo, reorganizarlo y corregirlo más tarde, el objetivo es sacar esos sentimientos. Cuando comiences a ver en papel lo lejos que has llegado, te darás cuenta de lo fuerte y resistente que eres, también te dará la fuerza interior para mantenerte fuerte durante los desafíos en tu camino.

Las pacientes con las que he trabajado dijeron que verlo en papel les ayudó a cambiar sus prioridades. Agradecían los momentos en que se sentían mejor y el tiempo que pasaban con su familia y amigos, aunque reconocieron que sus trabajos eran importantes para sus vidas, se convirtió en una prioridad menor que el tiempo de calidad que pasaban con sus seres queridos.

Muchas personas vieron su experiencia como una oportunidad para cambiar de carrera y encontrar un propósito más profundo en su vida. Lance Armstrong y Scott Hamilton son algunas de las celebridades que compartieron sus historias y encontraron un nuevo propósito en sus vidas, otras personas descubrieron que contar sus historias inspiró otros proyectos. Por ejemplo, sus historias fueron la inspiración para fundar nuevas empresas que suministran productos para mejorar el bienestar de los pacientes con cáncer o hacer que su camino sea menos difícil. Además, las historias y los libros que la gente ha escrito brindan sabiduría e inspiración para otras personas que enfrentan desafíos similares.

Contar sus experiencias ha ayudado a las personas durante el tratamiento, también ayudó decirles que ahora estaban libres de cáncer y podían vivir su vida, después de haber reprimido muchas emociones. Luché por un tiempo con sentimientos asociados con la culpa del sobreviviente, ya que dos de mis amigos perdieron la batalla mientras yo recibía tratamiento y sobreviví. Compartir mi historia con hombres y mujeres que enfrentan cáncer me ayudó a encontrar un nuevo propósito.

Recibo varias revistas dedicadas a la investigación y divulgación sobre el cáncer, siempre contienen historias inspiradoras de pacientes que luchan o han sobrevivido al cáncer. Todos dicen que compartir su historia los ha ayudado a ellos, a otros pacientes y a los cuidadores, además, sus historias brindan un mayor nivel de comprensión de cómo el cáncer afecta a todos los que los rodean. Puedes ver historias en Cure (<u>curetoday.com</u>) y Conquer (<u>conquer-magazine.com</u>).

Me identifico con Scott Hamilton, quien se refirió a su supervivencia como una bendición, me inspiró y me permitió valorar cada día y hacer una diferencia en la vida de los demás.

**Lección:** Considera escribir y compartir tu historia, te ayudará a curarte tanto mental como físicamente. También puedes darle pistas, consejos e inspiración a otras personas que enfrentan el cáncer y afrontan sus sentimientos posteriores al cáncer. Nunca sabes, puede conducirte a una carrera completamente nueva.

# Capítulo 34: Crea un Mapa del Tesoro para Tu Futuro

La mayoría de las personas comenzamos el año con una lista de aspiraciones y metas. Desafortunadamente, incluso las mejores resoluciones colapsan con frecuencia en febrero. Una forma bastante agradable de manifestar tus sueños es usar mapas del tesoro, también conocidos como tableros de visualización, esta herramienta sencilla y divertida es una poderosa técnica de auto-transformación. El mapa del tesoro/tablero de visualización puede ayudarte a enfocar tu energía para crear la vida que realmente quieres.

Puede ayudarte a concentrarte en trabajar y lograr un futuro saludable y feliz. Tal vez quieras un nuevo trabajo o comenzar tu propio negocio. Por otro lado, es posible que quieras perder peso, formar una familia o viajar por el mundo. No solo es útil durante la recuperación del cáncer, sino en cualquier momento de su vida. Los estudios realizados por psicólogos mostraron que quedarte soñando con lo que quieres no hace que suceda. En lugar de eso, usar un mapa del tesoro/tablero de visualización para enfocarte en lo que quieres, puede ayudarte a dar los pasos necesarios para que esto suceda.

243

Un mapa del tesoro es básicamente una gran hoja de papel cubierta con imágenes que reflejan una meta, el resultado que deseas, tu sueño más grande. La idea es darle a tu subconsciente un plano visual de lo que quieres y ayudarte a enfocar tus acciones para hacer realidad tus sueños, por lo que, un mapa del tesoro/tablero de visualización es una imagen real de lo que quieres, lo que es valioso porque forma una imagen excepcionalmente clara y nítida que enfoca y atrae energía hacia tu objetivo.

En el siglo XIX, los filósofos y escritores defendieron la creencia de que eres lo que piensas. Similarmente, el mapa del tesoro demuestra que nuestros pensamientos ayudan a crear nuestra realidad, esta teoría es la base del video y libro, *El Secreto*. Todos describen cómo tu subconsciente entiende las imágenes y los símbolos mucho mejor que las palabras, es la razón por la cual los sueños a menudo funcionan en imágenes, símbolos o incluso juegos de palabras. También es la razón por la que procesos como la terapia del arte pueden ser tan increíblemente poderosos y curativos. Al hacer un mapa del tesoro, le estás dando un mensaje claro a tu subconsciente: ¡Quiero esto! ¡Ayúdame a conseguirlo! Y obedientemente, tu subconsciente hará todo lo posible para ayudarte a manifestar lo que quieras.

Hay muchas formas diferentes de hacer un mapa del tesoro, Barbara Laporte, autora de *Logra tus Metas con el Mapa del Tesoro*, recomienda enfocarte en solo un área o un problema a la vez, dice que un solo enfoque envía un mensaje absolutamente claro al subconsciente. Bárbara también combina el mapa del tesoro con visualización positiva, afirmaciones y expresiones de gratitud.

Otros dividen el papel en varias áreas para representar áreas particulares de su vida que necesitan cambios, a algunos les gusta usar palabras y frases junto con imágenes o incluir afirmaciones positivas en sus mapas. Por supuesto, las imágenes siempre deben ser positivas, y muchos también creen que siempre deben ser en color. Lo demás depende de ti: encuentra imágenes que realmente le hablen a tu alma, que te emocionen, quieres imágenes que te den una reacción física como los escalofríos.

## Reglas para un Mapa del Tesoro Exitoso

1. Para lograr cualquier cosa en la vida, debes creer que eres capaz de lograr tu objetivo y te lo mereces.

2. No creas que esto funciona como un genio que concede tus deseos, así que debes estar dispuesta a trabajar para lograr tu objetivo.

3. Crea tu mapa usando imágenes y palabras que describan tu objetivo.

4. Trabaja para despejar tu mente de todo lo que no es compatible con tu objetivo, deshazte de los pensamientos negativos.

5. Evalúa tus fortalezas y debilidades, usa tus fortalezas para ayudarte a alcanzar hitos y obtén ayuda en las áreas en las que eres débil.

6. Aprende a apreciar las circunstancias actuales de tu vida, en lugar de enfocarte en lo que está mal, agradece las cosas que van bien, aunque sean pequeñas.

7. Afirma que te estás acercando a tu meta todos los días, aunque las circunstancias externas respalden la afirmación o no. Usa afirmaciones positivas como, "Me estoy volviendo más saludable cada día".

8. Expresa gratitud y prepárate para recibir todas las bendiciones que aparezcan en tu vida. Cada noche, antes de dormir, piensa en tres cosas buenas que sucedieron durante el día y agradécelas. Un estudio de la Universidad de Yale descubrió que la gratitud mejora el estado de ánimo y bienestar, y esto lo condujo a ser el curso más popular de la Universidad.

## Cómo Hacer un Mapa del Tesoro

- El dinero no importa ¡Sueña en grande!

- Reúne una pila de revistas viejas, entre más diversa sea la selección, mejor, puedes incluir fotos de vacaciones o momentos felices en tu vida.

- Busca y corta cualquier imagen que te guste, trata de no pensarlo demasiado, no te preocupes si te parecen ridículas, imposibles o egoístas. Podrían gustarte varias imágenes, como personas divirtiéndose, relajándose, jugando con niños o animales, incluso pueden ser bastante abstractas en términos de colores o formas. A continuación, deja los recortes a un lado durante aproximadamente una semana.

- Luego revísalos y selecciona aquellos que son tus favoritos, después los pondrás en una hoja grande de papel o cartulina, de unos 91 centímetros cuadrados, eso te dará espacio para una buena selección. Asegúrate de que cada uno realmente te emocione.

- Coloca las palabras "Esto o Algo Mejor" en la parte superior del mapa del tesoro (tablero de visualización). Nunca se sabe cuándo algo mejor está a la vuelta de la esquina.

- Pega esas imágenes en el papel, también puedes incluir una fotografía tuya y una frase que resuene contigo. Por supuesto, la poesía o las citas también están bien.

- Ahora coloca el "mapa" donde lo verás regularmente, por ejemplo, frente a tu escritorio o en la cocina.

- Si en algún momento, ya no te gusta una imagen quítala.

**Lección:** Crea una representación visual de tus objetivos, no esperes que se realicen por arte de magia, trabaja para conseguir tus objetivos. Cuando estás concentrada, ves cosas que antes habrías pasado por alto y las personas te ayudarán a conseguir tu objetivo cuando tengas claro lo que quieres.

# Dónde Encontrar Información y Asistencia

A partir de la fecha de publicación, los recursos a continuación pueden ayudarte a encontrar información, apoyo y asistencia.

American Academy of Dermatology
P.O. Box 4014
Schaumburg, IL 60168-4014
888-462-DERM (888-462-3376)

American Association of Sex Educators, Counselors, and Therapists
P.O. Box 5488
Richmond, VA 23220-0488
319-895-8407

American Cancer Society
3380 Chastain Meadows Pkwy NW
Suite 200
Kennesaw, GA 30144
800-227-2345

American Dental Association
211 E. Chicago Avenue
Chicago, IL 60611-2678
312-440-2500

American Society of Plastic Surgeons
444 E. Algonquin Road
Arlington Heights, IL 60005
888-0475-2784
plasticsurgery.org

Breast Cancer Wellness Magazine
P.O. Box 1228
Camdenton, MO 65020
breastcancerwellness.org/

CANCERCARE (Counseling, support, education, financial assistance)
275 Seventh Avenue
New York, NY 10001
800-813-HOPE (800-813-4673)
cancercare.org/

Centers for Medicare and Medicaid Services
Women's Health and Cancer Rights Act
7500 Security Blvd.
Baltimore, MD 21244-1850
877-267-2323
cms.gov/CCIIO/Programs-and-Initiatives/Other-Insurance-Protections/whcra_factsheet

Cure Magazine
MJH Life Sciences LLC.
2 Clarke Drive Suite 100
Cranbury, NJ 08512
800-210-2873 (for free subscription)
curetoday.com/

Dempsey Center
29 Lowell Street
Lewiston, ME 04240
(877) 336-7287
dempseycenter.org

Faces of Courage Foundation
10006 Cross Creek Blvd., 519
Tampa, FL 33647
813 948-7479
facesofcourage.org
facebook.com/cancercamp

Flying Angels
One International Plaza Suite 550
Philadelphia, PA 19113
877-265-1085
Main Office: 610-228-4667
info@flyingangels.com

Harvard School of Public Health Department of Nutrition
665 Huntington Avenue
Boston, MA 02115
617-432-1851
haph.harvard.edu/nutritionsource

FDA (U.S Food & Drug Administration) mammogram information & help to find a certified site near you)
10903 New Hampshire Ave
Silver Spring, MD 20993-0002
1-888-INFO-FDA (1-888-463-6332)
fda.gov/consumers/womens-health-topics/mammography

Gilda's Clubs
Cancer Support Community
5614 Connecticut Avenue, N.W.Suite 280
Washington, DC 20015
202-659-970
cancersupportcommunity.org/

Lance Armstrong Foundation
P.O. Box 161150
Austin, TX 78716-1150
512-236-8820
www.livestrong.org

LUNA (Hispanic support)
lunacancerfl.org/campamento-alegriacutea--camp-
alegria.html

H. Lee Moffitt Cancer Center (NCI-designated
Comprehensive Cancer Center)
12902 Magnolia Drive
Tampa, FL 33612
(813) 745-4673
moffitt.org

Nancy's List  (Great list of resources)
nancyslist.org/

National Cancer Institute
9000 Rockville, Pike
Bethesda, MD 20892
800-4-Cancer (800-422-6237)
cancer.gov

National Cancer Institute Clinical Trials Registry
4000 Rockville Pike
Bethesda, MD 20892
800-4-Cancer (800-422-6237)
cancer.gov/clinicaltrials/search

National Center for Complementary and Alternative
Medicine
P.O. Box 7923
Gaithersburg, MD 20898
888-644-6226
nccam.nih.gov

National Institutes of Health
4000 Rockville Pike
Bethesda, MD 20892
301-496-4000
nih.gov

National Lymphedema Network
411 Lafayette Street, 6th Floor
New York, NY 10003
800-541-3259
lymphnet.org

Patient Advocate Foundation
421 Butler Farm Road
Hampton, VA 23666
(800) 532-5274
patientadvocate.org/

Sisters Network
9668 Westheimer Rd., Ste. 200-132
Houston, TX 77063
713.781.0255
866.781.1808/toll-free
sistersnetworkinc.org

Susan G. Komen Foundation
13770 Noel Road, Suite 801889
Dallas, TX 75380
1-877-465-6636 (Se habla español)
komen.org

Tampa Bay Community Cancer Collaborative
Moffitt Cancer Center
12902 Magnolia Drive, FOW-EDU
Tampa, FL  33612-9497
facebook.com/TampaBayCommunityCancerNetwork
twitter.com/TBCCN

The Breast Cancer Foundation (The Lauder Foundation)
654 Madison Ave. Suite 1209
New York, NY 10021
646-497-2600
bcfcure.org

# Fuentes y Lecturas Complementarias

Algunas secciones no incluyen referencias ya que, los autores y los campistas de Faces of Courage son la única fuente del contenido. Otros capítulos contienen libros, entrevistas, revistas, referencias a sitios web y aportes de los autores y los campistas.

## Dedicatoria

1. "What Is Sisu?" Sisu Definition - Sisu Group, Inc.., https://www.sisugroup.com/sisuis.htm.

## Primera Sección: Me Diagnosticaron con Cáncer, ¿Ahora Qué?

Capítulo 1 - Qué Hacer Cuando Escuchas las Palabras "Tienes Cáncer"

1. Elizabeth Love. "Decisions About Treatment." *Dr. Susan Love's Breast Book: Fully Updated & Revised Fifth Edition*, by Susan M. Love and Karen Lindsey, Sixth ed., Merloyd Lawrence, 2015, pp. 237–291.

Capítulo 2 - No Tengo Tiempo Para el Cáncer

Capítulo 3 - Obtén una Segunda Opinión

Capítulo 4 - Armar Tu Equipo Para la Batalla

1. "Assembling Your Care Team." *Living through Breast Cancer: What a Harvard Doctor and Survivor Wants You to Know about Getting the Best Care While Preserving Your Self-Image*, by Carolyn M. Kaelin and Francesca Coltrera, McGraw-Hill Professional, 2006, pp. 27–36.
2. Link, John S., et al. *The Breast Cancer Survival Manual: A Step-by-Step Guide for Women with Newly Diagnosed Breast Cancer*. St. Martin's Griffin, 2017.

3. "Putting Together Your Team: Kt Starts with the Surgeon." *New Generation Breast Cancer Book: An Optimist's Guide to Today's Diagnostic, SURGICAL, and... Treatment Options*, by Elisa Port, Ballantine, 2015, pp. 59–62.

4. "Assembling the Right Medical Team." *Prevention the Ultimate Guide to Breast Cancer: Your Essential Resource from Diagnosis to Treatment and Beyond*, by Mary L. Gemignani and Caren Goldman, Rodale Books, 2013, pp. 30–41.

Capítulo 5 - ¿Cómo Le Informo a Mi Pareja de Mi Diagnóstico de Cáncer?

1. "Coping Emotionally." *Straight Talk about Breast Cancer: From Diagnosis to Recovery*, by Suzanne W. Braddock et al., Addicus Books, Inc., 2019, p. 43.

2. "You and Your Partner." *Breastcancer.org*, 3 Feb. 2021, www.breastcancer.org/tips/intimacy/partner.

Capítulo 6 - ¿Cómo Les Informo a Mis Hijos de Mi Diagnostico de Cáncer?

1. "Coping Emotionally." *Straight Talk about Breast Cancer: From Diagnosis to Recovery*, by Suzanne W. Braddock et al., Addicus Books, Inc., 2019, pp. 44–45.

2. Kahl, Kristie L. "Family Matters." *Cure*, Oct. 2020, pp. 41–41.

3. "Talking to Your Family and Friends about Breast Cancer." *Breastcancer.org*, August 26, 2020, www.breastcancer.org/tips/telling_family.

Capítulo 7 - El Elefante en la Habitación

2. https://www.cancer.org/cancer/breast-cancer/understanding-a-breast-cancer-diagnosis/breast-cancer-survival-rates.html

Capítulo 8 - No Más Susurros, Aprendiendo a Decir la Palabra con C

Capítulo 9 - El Impacto Cultural en la Detección y Tratamiento

3. Ashing-Giwa, Kimlin Tam, et al. "Understanding the Breast Cancer Experience of Women: A Qualitative Study of African American, Asian American, Latina, and Caucasian Cancer Survivors." *Psycho-Oncology*, U.S. National Library of Medicine, June 2004, www.ncbi.nlm.nih.gov/pmc/articles/PMC1618782/.

4. "Breast Cancer May Be Cured If Diagnosed and Treated Early." *Breast Cancer May Be Cured If Diagnosed And Treated Early: Choice Cancer Care: Board Certified Medical Oncologists*, www.choicecancercare.com/blog/breast-cancer-may-be-cured-if-diagnosed-and-treated-early.

5. Daher, M. "Cultural Beliefs and Values in Cancer Patients." *Annals of Oncology*, Elsevier, 7 Jan. 2020, www.sciencedirect.com/science/article/pii/S0923753419388957.

6. July 20, 2021, et al. "Cancer Control in American Indian and Alaska Native Populations." *National Cancer Institute*, April 25. 2015, www.cancer.gov/news-events/cancer-currents-blog/2018/american-indian-alaska-native-cancer-control.

7. "Mobile Mammography UNIT." *Spectrum Health*, www.spectrumhealth.org/patient-care/cancer/screening-and-prevention/betty-ford-breast-care-services/mobile-mammography-unit.

8. Padela, Aasim I, et al. "Religious Beliefs And Mammography Intention: Findings from a Qualitative Study of a Diverse Group of American Muslim Women." *Psycho-Oncology*, U.S. National Library of Medicine, Oct. 2016, www.ncbi.nlm.nih.gov/pmc/articles/PMC5539910.

9. Person. "Fear Misconceptions about SCREENING Keep Many African-Americans from GETTING MAMMOGRAMS." *Fear Misconceptions about Screening Keep Many African-Americans from Getting Mammograms - UChicago Medicine*, UChicago Medicine, November 2, 2008, www.uchicagomedicine.org/forefront/news/fear-misconceptions-about-screening-keep-many-african-americans-from-getting-mammograms.

Capítulo 10 - ¿Cuándo Me Convierto en Sobreviviente? (Comienza con el Diagnostico)

Capítulo 11 - 50 Formas en las que los Amigos y Familiares Pueden Ayudar a las Pacientes con Cáncer

1. Bcnapinklady. "Helping a Friend or Colleague with Breast Cancer." *Breast Cancer Network Australia*, www.bcna.org.au/understanding-breast-cancer/talking-to-family-and-friends/helping-a-friend-or-colleague-with-breast-cancer/.

2. "How to Be a Friend to Someone with Cancer." *American Cancer Society*, June 17, 2021, www.cancer.org/treatment/caregivers/how-to-be-a-friend-to-someone-with-cancer.html.

3. Leitenberger, Adam. "How to Accept and Ask for Help When Living with Metastatic Breast Cancer." *Breastcancer.org*, December 1, 2020, www.breastcancer.org/symptoms/types/recur_metast/living_metast/ask-for-help.

4.  "Supporting a Friend Who Has Cancer." *Cancer.Net*, 2018, www.cancer.net/coping-with-cancer/talking-with-family-and-friends/supporting-friend-who-has-cancer.

5.  https://www.mdanderson.org/cancerwise/19-ways-to-help-someone-during-cancer-treatment.h00-159223356.html

6.  https://www.cancer.net/coping-with-cancer/talking-with-family-and-friends/supporting-friend-who-has-cancer

Capítulo 12 - Qué Decir y Qué No en las Conversaciones, para Cuidadores y Amigos

1.  "Guidance on How to Talk to Cancer Patients & Survivors." *Cancer Treatment Centers of America*, April 2. 2021, www.cancercenter.com/community/for-caregivers/cancer-etiquette.

2.  Kosko, Katie. "Words Matter." *Heal*, 2020, pp. 12–13.

3.  Pine, Rebecca. "Nine Tips for Talking to Someone Dealing with Breast Cancer." *Westmed*, 29 Oct. 2019, www.westmedgroup.com/nine-tips-talking-someone-dealing-breast-cancer/.

## Segunda Sección: Pelear la Batalla y Moverse Hacia Adelante

Capítulo 13 - Navegando los Retos Financieros del Cáncer de Mama

1.  "12 Years AFTER Diagnosis, Women Still Dealing with Financial Burden of Paying for Breast Cancer Care." *Breastcancer.org*, June 25, 2020, www.breastcancer.org/research-news/bc-causes-financial-burden-for-many.

2.  Kaelin, Carolyn M., and Francesca Coltrera. Living through Breast Cancer: What a Harvard Doctor and Survivor Wants You to Know About Getting the Best

Care While Preserving Your Self-Image. McGraw-Hill Professional, 2006.

3. "Legal & Financial Impacts of Cancer." *MD Anderson Cancer Center*, www.mdanderson.org/patients-family/life-after-cancer/legal-financial-impacts.html.

4. "We Can Help." *Livestrong*, July 23, 2021, www.Livestrong.org/WeCanHelp.

5. McDowell, Sandy. "Financial Problems Can Affect Cancer Survivors for Years." *American Cancer Society*, American Cancer Society, December 5, 2019, www.cancer.org/latest-news/financial-problems-can-affect-cancer-survivors-for-years.html.

6. Simon, Stacy. "Cancer Survivors Face Significant Financial Problems." *American Cancer Society*, American Cancer Society, January 28, 2019, www.cancer.org/latest-news/cancer-survivors-face-significant-financial-problems.html.

Capítulo 14 – Preparándote para la Mastectomía

Capítulo 15 – Enfrentándote al Espejo

Capítulo 16 – Comprender la Quimioterapia, lo Que se Debe Hacer y lo Que No

1. "Breast Cancer May Be Cured If Diagnosed and Treated Early." *Breast Cancer May Be Cured If Diagnosed and Treated Early: Choice Cancer Care: Board Certified Medical Oncologists*, www.choicecancercare.com/blog/breast-cancer-may-be-cured-if-diagnosed-and-treated-early.

2. "Chemotherapy for Breast Cancer: What to Expect." *Breastcancer.org*, March 25. 2020, www.breastcancer.org/treatment/chemotherapy/process.

3. "Cooling Caps May Help Reduce Hair Loss after Chemotherapy." *Cancer Treatment Centers of America*, 11 June 2021,

https://www.cancercenter.com/community/blog/2020/02/hair-loss-cooling-caps.

4. Highleyman, Liz. "Managing Chemotherapy Side Effects." *Cancer Health*, 7 Oct. 2021, https://www.cancerhealth.com/article/chemotherapy-side-effects.

5. Lawerence, Leah. "Lifting the Fog on 'CHEMO BRAIN.'" *Cure Today*, August 2, 2018, www.curetoday.com/view/lifting-the-fog-on-chemo-brain.

6. Moninger, Jeanette. "Understanding Heart Problems After Cancer Treatment." *Heal*, 2021, pp. 11–14.

7. "What Is Chemo Brain?" *Cedars*, May 25, 2019, www.cedars-sinai.org/blog/chemo-brain.html.

Capítulo 17 - Pero Debes De Comer Algo

1. "Now Serving: A Healthy Approach to Eating." *Living through Breast Cancer: What a Harvard Doctor and Survivor Wants You to Know about Getting the Best Care While Preserving Your Self-Image*, by Carolyn M. Kaelin and Francesca Coltrera, McGraw-Hill Professional, 2006, pp. 267–287.

Capítulo 18 - No Olvides Reír

1. Lough, Jessica. "Laughing in the Face of Death." *Cure*, Aug. 2020, p. 36.

2. C, Christie W. Moore. "The Impact of Humor on Patients with Cancer." *Clinical Journal of Oncology Nursing*, U.S. National Library of Medicine, pubmed.ncbi.nlm.nih.gov/15853164/.

3. Scott, Elizabeth. "How Laughter Can Relieve Stress and Help Your Immune System." *Verywell Mind*, April 24. 2020, www.verywellmind.com/the-stress-management-and-health-benefits-of-laughter-3145084.

Capítulo 19 - El Poder del Pensamiento Positivo

1. Fredrickson, Barbara. *Positivity*. Harmony Books, 2019.
2. Santos, Laurie, Ph.D. "Well-Being Rewirement Challenge," The Science of Well-Being. Yale University, 2, Aug. 2018, Coursera, Class Lecture

Capítulo 20 - Aprender a Pedir Ayuda

1. Bcnapinklady. "Helping a Friend or Colleague with Breast Cancer." *Breast Cancer Network Australia*, www.bcna.org.au/understanding-breast-cancer/talking-to-family-and-friends/helping-a-friend-or-colleague-with-breast-cancer/.

Capítulo 21 - Da Pasos Pequeños

2. "Get Moving: Any Activity Is Better Than None." Living through Breast Cancer: What a Harvard Doctor and Survivor Wants You to Know about Getting the Best Care While Preserving Your Self-Image, by Carolyn M. Kaelin and Francesca Coltrera, McGraw-Hill Professional, 2006, pp. 243–257.

**Tercera Sección: Sobreviviendo y Prosperando**

Capítulo 22 - "Para un Mal Día, Siempre Hay Labial"

1. "Cancer Treatments & Oral Health." *National Institute of Dental and Craniofacial Research*, U.S. Department of Health and Human Services, July 2018, www.nidcr.nih.gov/health-info/cancer-treatments.
2. Center for Food Safety and Applied Nutrition. "FDA Authority OVER COSMETICS: How Cosmetics Are NOT FDA-Approved." *U.S. Food and Drug Administration*, FDA, 8 Mar. 2021, www.fda.gov/cosmetics/cosmetics-laws-regulations/fda-authority-over-cosmetics-how-cosmetics-are-not-fda-approved-are-fda-regulated.

3.  Center for Food Safety and Applied Nutrition. "Using Cosmetics Safely." *U.S. Food and Drug Administration*, FDA, 24 Aug. 2020, www.fda.gov/cosmetics/resources-consumers-cosmetics/using-cosmetics-safely.

4.  Csanicz, Blanka. "How to Dress for Menopause: Combat Your Menopause Symptoms with the Right Clothes." *Live Better With Menopause*, 22 Sept. 2020, menopause.livebetterwith.com/blogs/stories-info/how-to-dress-for-menopause.

5.  "Dental and Oral Health." *Cancer.Net*, American Society of Clinical Oncology, 28 Feb. 2020, www.cancer.net/coping-with-cancer/physical-emotional-and-social-effects-cancer/managing-physical-side-effects/dental-and-oral-health.

6.  Heller, Diane. "Diane Heller." *Diane Heller - Makeup Artist | Film & TV, Fashion, Special Effects*, dianehellermakeup.com/.

7.  Holzer, Marissa. "Flat-Out Determined." *Cure*, Oct. 2020, pp. 44–44.

8.  "Keeping Your Spunk during Breast Cancer Treatment." *Premier Health*, 8 Jan. 2017, www.premierhealth.com/your-health/articles/women-wisdom-wellness-/keeping-your-spunk-during-breast-cancer-treatment.

9.  "Makeup Is the Best Medicine." *Pretty Sick: The Beauty Guide for Women with Cancer*, by Caitlin M. Kiernan, Grand Central Life & Style, 2017, pp. 171–196.

10. Migala, Jessica. "How to Keep Looking-and Feeling-like Yourself during Chemotherapy." *Oprah Daily*, 26 Mar. 2021, www.oprahdaily.com/life/health/a28972142/chemotherapy-beauty-routine/.

11. Migala, Jessica. "How to Keep Looking-and Feeling-like Yourself during Chemotherapy." *Oprah Daily*, 26 Mar.

2021,
www.oprahdaily.com/life/health/a28972142/chemotherap
y-beauty-routine/.

12. "Prosthetics: An Alternative to Reconstruction."
    *Breastcancer.org*, 7 Mar. 2019,
    www.breastcancer.org/treatment/surgery/reconstruction/p
    rosthetics.

13. "Prosthetics: An Alternative to Reconstruction."
    *Breastcancer.org*, 7 Mar. 2019,
    www.breastcancer.org/treatment/surgery/reconstruction/p
    rosthetics.

14. "Skin, Nail, Hair Care during Cancer Treatment."
    *Cleveland Clinic*, 9 Oct. 2018,
    my.clevelandclinic.org/health/articles/17988-cancer-
    treatment-skin-hair-and-nail-care-during-and-after-
    treatment.

15. "Skincare and Makeup Tips during Cancer Treatment."
    *War On Cancer*, 1 Feb. 2021,
    waroncancer.com/news/skincare-and-makeup-tips-during-
    cancer-treatment/.

16. "Virtual Workshops." *Look Good Feel Better*, 2019,
    lookgoodfeelbetter.org/virtual-workshops/.

Capítulo 23 - Se Trata de Tu Cabello

1.  "Cooling Caps May Help Reduce Hair Loss after
    Chemotherapy." *Cancer Treatment Centers of America*,
    11 June 2021,
    https://www.cancercenter.com/community/blog/2020/02/
    hair-loss-cooling-caps.

2.  Mikolaitis, Phyllis. "McKenna, Kelly -Hair Care When in
    Cancer Treatment." 5 May 2021.

3.  Uscher, Jen. "Cold Caps, Scalp Cooling to Prevent Hair
    Loss from Chemotherapy." *Breastcancer.org*, 24 May
    2021,

https://www.breastcancer.org/treatment/side_effects/hair-loss/cold-caps-scalp-cooling.

Capítulo 24 - ¡Fuera Pelucas!

Capítulo 25 - ¿Tu Cuidador Se Convirtió en un Buitre?

Capítulo 26 - Terapias Complementarias e Integrativas

1. Eldridge, Lynne. "How Pet Therapy Helps Cancer Patients." *Verywell Health*, 30 Nov. 2019, www.verywellhealth.com/pet-therapy-for-cancer-2248910.

2. Anthony, Kiara. "What Is Eft Tapping? 5-Step Technique for Anxiety Relief." *Healthline*, Healthline Media, 18 Sept. 2018, www.healthline.com/health/eft-tapping.

3. "How Drum Therapy Can Benefit Recovery." *Ashley Addiction Treatment*, 21 Feb. 2020, www.ashleytreatment.org/how-drum-therapy-can-benefit-recovery.

4. "Hypnosis." *Breastcancer.org*, 19 Sept. 2018, www.breastcancer.org/treatment/comp_med/types/hypnosis.

5. Integrative Nutrition. "What Does a Health Coach Do?" *Institute for Integrative Nutrition*, Integrative Nutrition, 29 Jan. 2021, www.integrativenutrition.com/blog/what-does-a-health-coach-do.

6. Montgomery, Guy H, et al. "Hypnosis for Cancer Care: Over 200 Years Young." *CA: a Cancer Journal for Clinicians*, U.S. National Library of Medicine, Jan. 2013, www.ncbi.nlm.nih.gov/pmc/articles/PMC3755455.

7. Muller, Robert T. "The Heart Is a Drum Machine: Drumming as Therapy." *Psychology Today*, Sussex Publishers, 22 Jan. 2015, www.psychologytoday.com/us/blog/talking-about-trauma/201501/the-heart-is-drum-machine-drumming-therapy.

8. Mustian, Karen M, et al. "Tai Chi Chuan for Breast Cancer Survivors." *Medicine and Sport Science*, U.S. National Library of Medicine, 2008, www.ncbi.nlm.nih.gov/pmc/articles/PMC3927648.

9. "Penn Medicine News." *Pennmedicine.org*, 6 Jan. 2014, www.pennmedicine.org/news/internal-newsletters/hupdate/2014/january/reiki-a-light-touch-that-helps-cancer-patien.

10. "Physical Therapy vs. Occupational Therapy: What's the Difference?" *Canadian Breast Cancer Network*, 17 Sept. 2019, cbcn.ca/en/blog/our-stories/physical-therapies.

11. "Reiki." *Reiki | Complementary and Alternative Therapy | Cancer Research UK*, 22 Jan. 2019, www.cancerresearchuk.org/about-cancer/cancer-in-general/treatment/complementary-alternative-therapies/individual-therapies/reiki.

12. Seladi-Schulman, Jill. "Healthline." 11 Mar. 2020.

13. "Tai Chi." *Breastcancer.org*, 19 Sept. 2018, www.breastcancer.org/treatment/comp_med/types/tai_chi

14. Team, GoodTherapy Editor. "Emotional Freedom Technique." *GoodTherapy*, GoodTherapy, 10 Oct. 2018, www.goodtherapy.org/learn-about-therapy/types/emotional-freedom-technique.

15. "VNA Introduces Music Therapy Program: Vna Home Care and Hospice." *VNA Private Care, Home Health and Hospice*, 7 May 2015, www.vnatc.com/vna-introduces-music-therapy-program.

16. "What Is Yoga? - Definition from Yogapedia." *Yogapedia.com*, 23 Apr. 2020, www.yogapedia.com/definition/4/yoga.

17. Whittington, Elizabeth. "Qi Gong May Improve Quality of Life in Breast Cancer Patients." *Cure Today*, Cure Today, 5 Dec. 2020, www.curetoday.com/view/qi-gong-may-improve-quality-of-life-in-breast-cancer-patients.

18. "Yoga." *Breastcancer.org*, 5 May 2020, www.breastcancer.org/treatment/comp_med/types/yoga.

Capítulo 27 - Lidiar con los Efectos Crónicos o a Largo Plazo del Cáncer de Mama

1. Dobkowski, Darlene. "Developing Diabetes, High Blood Pressure or Heart Disease after Breast Cancer May Increase Risk for Death." *Cure Today*, Cure Today, 17 May 2021, www.curetoday.com/view/developing-diabetes-high-blood-pressure-or-heart-disease-after-breast-cancer-may-increase-risk-for-death.

2. 26, Mary Grace Garis · Updated July. "There Are 4 Types of Intimacy, and Only 1 Includes Touching." *Well+Good*, 26 July 2021, www.wellandgood.com/types-of-intimacy/.

3. "Blocking Cancer with Chemotherapy, Hormonal Therapy, and More." *Living through Breast Cancer: What a Harvard Doctor and Survivor Wants You to Know about Getting the Best Care While Preserving Your Self-Image*, by Carolyn M. Kaelin and Francesca Coltrera, McGraw-Hill Professional, 2006, pp. 112–115.

4. Boughton, Barbara. "Watch for Ocular Effects of Breast Cancer Drugs." *American Academy of Ophthalmology*, 5 May 2016, www.aao.org/eyenet/article/watch-ocular-effects-of-breast-cancer-drugs.

5. Chadwick, Dara. "Making Sense of Chemo Brain." *Heal*, 2020, pp. 19–22.

6. "Chemo, Medication, and All the Options." *The New Generation Breast Cancer Book: How to Navigate Your Diagnosis and Treatment Options--and Remain Optimistic--in an Age of Information Overload*, by Elisa Port, Ballantine Books, 2015, pp. 146–150.

7. "Cognitive Impairment (Chemo Brain)." *Breast Cancer Now*, 20 Sept. 2019, breastcancernow.org/information-support/facing-breast-cancer/going-through-breast-cancer-treatment/side-effects/side-effects-chemotherapy/cognitive-impairment-chemo-brain.

8. "Fatigue." *Cancer.Net*, 10 Dec. 2020, www.cancer.net/coping-with-cancer/physical-emotional-and-social-effects-cancer/managing-physical-side-effects/fatigue.

9. "Fatigue: A Side Effect of Treatment." *Breastcancer.org*, 9 Sept. 2021, www.breastcancer.org/treatment/side_effects/fatigue.

10. Fenichel, Marilyn. "Bone-Building Blueprint." *Heal*, 2020, pp. 15–16.

11. Grey, Heather. "10 Years After Breast Cancer Diagnosis, Heart Disease Is Top Danger." *Healthline*, Healthline Media, 16 Dec. 2019, www.healthline.com/health-news/study-finds-after-surviving-breast-cancer-patients-should-take-care-of-their-heart.

12. "Handling Menopause." *Living through Breast Cancer: What a Harvard Doctor and Survivor Wants You to Know about Getting the Best Care While Preserving Your Self-Image*, by Carolyn M. Kaelin and Francesca Coltrera, McGraw-Hill Professional, 2006, pp. 305–320.

13. "Headaches: A Side Effect of Treatment." *Breastcancer.org*, 18 Dec. 2020, www.breastcancer.org/treatment/side_effects/headaches.

14. Henderson, Fiona Me, et al. "'A New Normal with Chemobrain': Experiences of the Impact of Chemotherapy-Related Cognitive Deficits in Long-Term Breast Cancer Survivors." *Health Psychology Open*, SAGE Publications, 5 Mar. 2019, www.ncbi.nlm.nih.gov/pmc/articles/PMC6405778/.

15. Latour, Kathy. "Facing Fears of Long-Term and Late Effects." *Heal*, 2020, p. 21.

16. "Life After Treatment." *Pretty Sick: The Beauty Guide for Women with Cancer*, by Caitlin M. Kiernan, Grand Central Life & Style, 2017, pp. 228–237.

17. "Menopausal Symptoms and Breast Cancer." *Breast Cancer Now*, 31 Mar. 2021, breastcancernow.org/information-support/facing-breast-cancer/going-through-treatment-breast-cancer/side-effects/menopausal-symptoms-after-treatment.

18. "Menopause: A Side Effect of Treatment." *Breastcancer.org*, 23 Apr. 2019, www.breastcancer.org/treatment/side_effects/menopause.

19. "Moving On." *Prevention the Ultimate Guide to Breast Cancer: Your Essential Resource from Diagnosis to Treatment and Beyond*, by Mary L. Gemignani and Caren Goldman, Rodale Books, 2013, pp. 326–327.

20. "Post-Operative Activity Guidelines and Exercises." *Www.brighamandwomens.org*, Brigham and Women's Hospital, 18 Oct. 2016, www.brighamandwomens.org/assets/bwh/surgery/pdfs/surgical-oncology/post-op-activities-10-18-16.pdf.

21. Stewart, Dana. "Cancer and Cataracts." *Cure Today*, Cure Today, 5 Dec. 2020, www.curetoday.com/view/cancer-and-cataracts.

22. "What Is Chemo Brain?" *Cedars*, 25 May 2019, www.cedars-sinai.org/blog/chemo-brain.html.

23. Wysong, Pippa. "Out of the Haze of Chemo Brain." *Cure Today*, Cure Today, 5 Dec. 2020, www.curetoday.com/view/out-of-the-haze-of-chemo-brain.

Capítulo 28 - Señales Tempranas y Manejo del Linfedema

1. Aliu, Oluseyi. "Lymphedema: What Are Your Surgical Options?" *Johns Hopkins Medicine*, www.hopkinsmedicine.org/health/treatment-tests-and-therapies/lymphedema-what-are-your-surgical-options. Sourced July 26, 2021

2. Ashforth, Karen. "Identifying Fibrosis in Every Stage of Lymphedema." *Lymphatic Education & Research Network*, 1 May 2019, lymphaticnetwork.org/news-events/identifying-fibrosis-in-every-stage-of-lymphedema.

3. "Breast Cancer: Lymphedema After Treatment." *Johns Hopkins Medicine*, 2021, www.hopkinsmedicine.org/health/conditions-and-diseases/breast-cancer/breast-cancer-lymphedema-after-treatment.

4. "Lymphedema: Symptoms, Prevention, and More." *Breastcancer.org*, 5 Aug. 2020, www.breastcancer.org/treatment/lymphedema.

5. Mehara, Babak. "Patient Education: Lymphedema after Cancer Surgery (Beyond the Basics) Babak." *Uptodate*, 22 July 2021, www.uptodate.com/contents/lymphedema-after-cancer-surgery-beyond-the-basics.

Capítulo 29 - Cartas de Pacientes para el Médico

Capítulo 30 - Abandonada a mi Suerte

1. "Moving On." *Prevention the Ultimate Guide to Breast Cancer: Your Essential Resource from Diagnosis to Treatment and Beyond*, by Mary L. Gemignani and Caren Goldman, Rodale Books, 2013, pp. 332–342.

2. Tako, Barbara. "Alone with Cancer after Treatment Ends." *Cure Today*, Cure Today, 5 Dec. 2020, www.curetoday.com/view/alone-with-cancer-after-treatment-ends.

Made in the USA
Columbia, SC
27 June 2024

37674963R00159